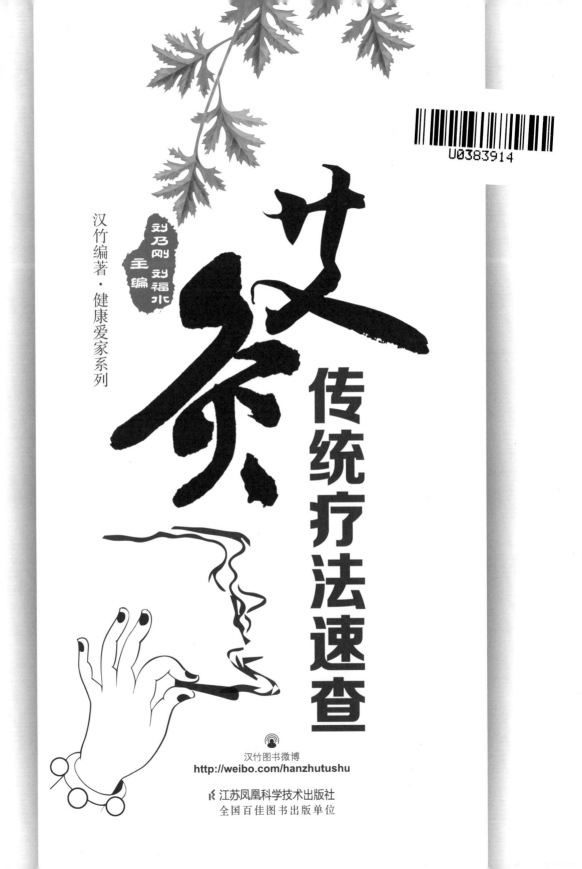

汉竹编著·健康爱家系列

刘乃刚 刘福水 主编

艾灸
传统疗法速查

汉竹图书微博
http://weibo.com/hanzhutushu

江苏凤凰科学技术出版社
全国百佳图书出版单位

U0383914

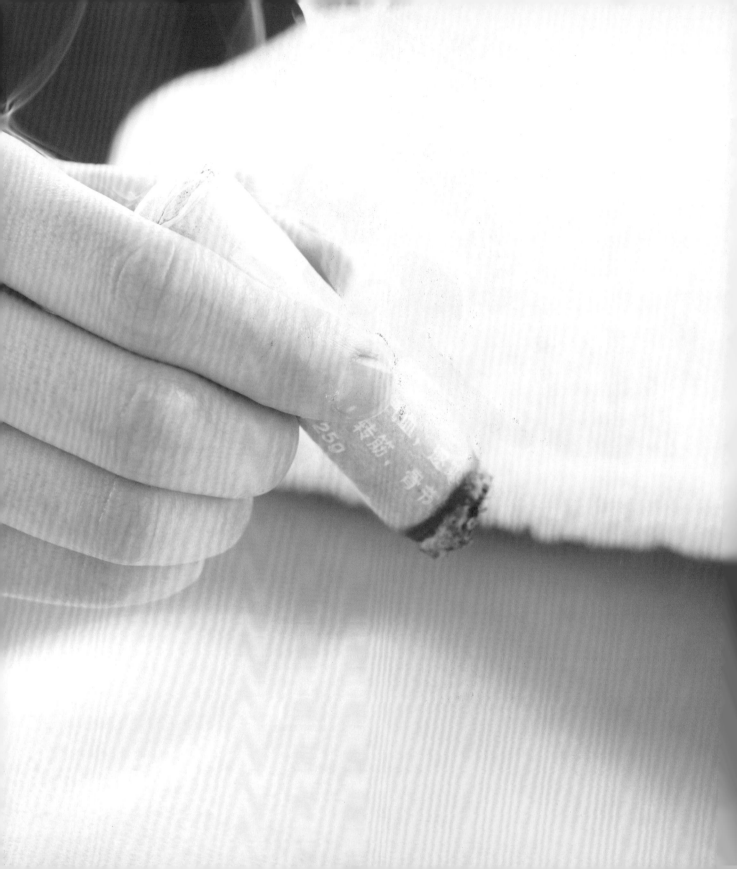

导读

　　俗话说"家有三年艾，郎中不用来"。古人的养生方法既简单又方便：一根艾条、几个穴位、每天十几分钟，就能用艾的温煦驱走身体里的寒湿邪气，让生命之火烧得旺旺的，从而远离疾病。

　　现代生活压力越来越大，"老年病""富贵病"在年轻人身上也屡见不鲜，如偏头痛、失眠等多种疾病成为影响白领健康的主流疾病。这时，我们应该向古人学习，试着用艾条解决这些让人烦恼的亚健康疾病。

　　本书主要从认识艾灸、艾灸如何缓解常见病等方面入手，结合真人演示图，搭配快速取穴方法，让你快速掌握不同病症的艾灸方法，方便对症施灸。

　　此外，本书附有作者针对各个病症的穴位方。在艾灸之余，平时按一按、捏一捏，也能够减轻病痛。学会艾灸，学会养生，灸除百病，用"艾"呵护你和家人的健康！

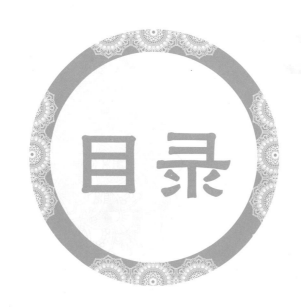

目录

第一章

中医教你灸除百病 /1

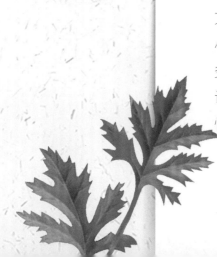

第二章

全家都可艾灸的十个保健穴位 /15

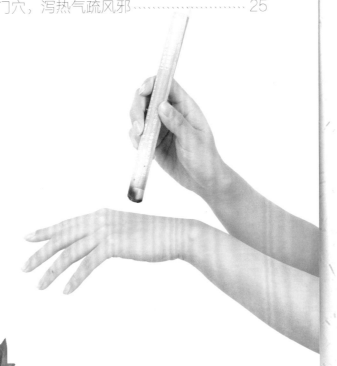

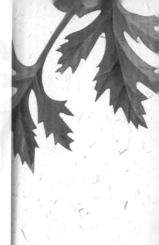

第三章

家庭常见病症的艾灸疗法 /27

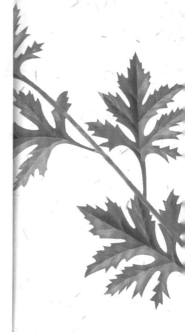

第四章

用艾灸给中老年人加把火 /83

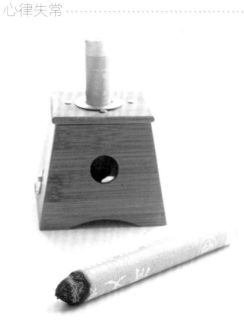

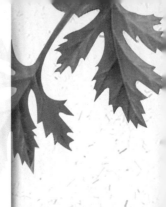

第五章

用"艾"关怀女人 /95

第六章

艾灸让男人更阳刚 /113

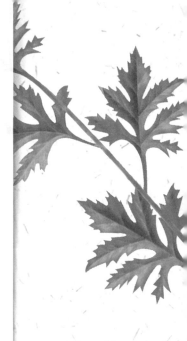

第七章

小儿艾灸补阳少生病 /129

第八章

四季艾灸，灸出全家健康 /147

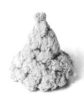
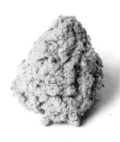

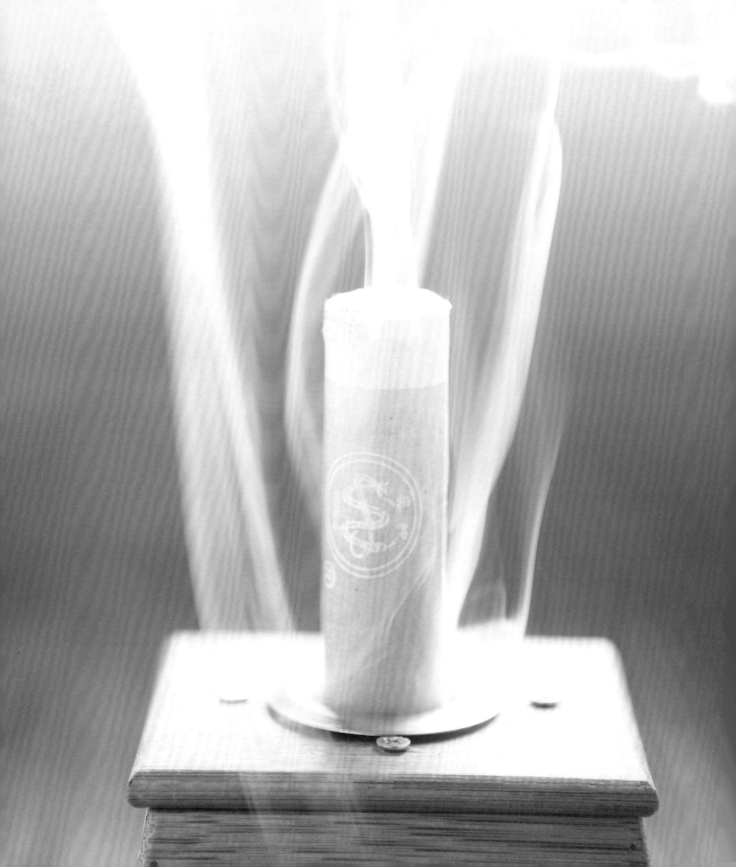

第一章

中医教你灸除百病

艾灸疗法通过对皮肤温热的刺激，达到温补阳气、温经通络、消瘀散结的功效。本章我们会带你一起认识艾条、挑选艾条，并把从多年实践中总结出来的艾灸方法教给你。

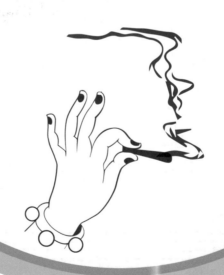

小艾条大功效

　　艾灸可补充阳气、扶正祛邪、补益强身，能提高免疫系统功能，促进新陈代谢，强内通外，让人少生疾病。中医认为，人体气血的循环，脏腑、经络的生理活动，都是以阳气为根本，阳气是生命的动力。人体阳气充足旺盛，就好像太阳当空，大地上的万物就有生发之机；倘若人体的阳气衰败，万物就会枯亡。阳气充盛，气血就会充盈，脏腑经络的功能就会正常，人体的防御能力就会加强。正如《黄帝内经》所说："正气内存，邪不可干，邪之所凑，其气必虚。"而艾灸能够补充阳气，起到防病调病、养生保健、抗衰老的作用，使人身体健康，益寿延年。

　　艾叶药性微温，燃烧产生的艾烟的主要成分配合艾火产生的热力可温通气血、温经散寒、温煦阳气。而局部温热刺激是治疗疾病的关键，这种刺激可以改善局部血液循环和淋巴循环，加速细胞新陈代谢，促进炎症的消失，修复损伤组织，使得肌肉和神经功能与结构恢复正常。

肝属木，心属火，木生火，温热的灸疗可护肝、养心。

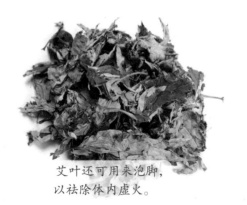

艾叶还可用来泡脚，以祛除体内虚火。

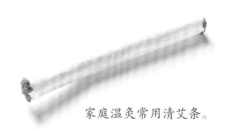

家庭温灸常用清艾条。

认识艾灸盒

　　艾灸盒为盛放艾条的器材，体积小，携带方便，便于存放，因此很受欢迎。艾灸盒按其孔数可分为单孔艾灸盒、双孔艾灸盒、三孔艾灸盒、六孔艾灸盒等；按施灸部位分为腰部艾灸盒、腿部艾灸盒、背部艾灸盒、腹部艾灸盒等。

清理艾灸罐

　　艾灸罐在使用一段时间后，艾绒燃烧所产生的艾油就会堵住艾罐里的小孔，使艾条不容易燃烧。那么该如何清洗呢？清洁前，用小盆加些热水和洗油烟机的清洁剂，将艾灸罐放在里面泡上十几分钟。泡过后，里面的艾油就会变软，用手先清洗一下，再将残余的艾油用牙刷刷干净。

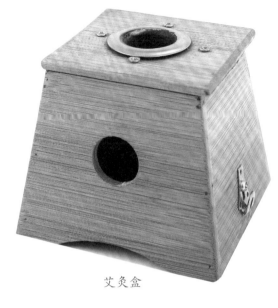

艾灸盒

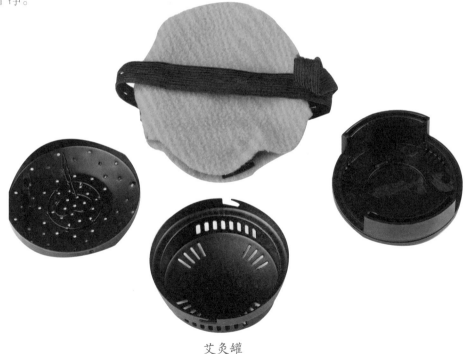

艾灸罐

教你挑选好艾条

不同艾条、艾炷功效不同

清艾条

清艾条就是直接将干燥的艾叶（即菊科植物艾蒿的叶）磨碎，去其杂质，制成纤维状的物质，然后卷成圆柱状，长 20 厘米，直径 1.2~1.5 厘米，是灸法中常用的一种材料。清艾条有理气血、逐寒湿、温经止痛的功效，适用于心腹冷痛、泄泻转筋、骨节酸痛、四肢麻木、腰酸疼痛等症。

药艾条

药艾条是指在艾条中加入其他一些中药材，具有温经活血的作用等。

药艾条的使用关键是要对症，配穴和坚持使用也很重要。不同的药艾条处方不同，常见的有三种药艾条：太乙艾条、雷火艾条和灸神艾条。其有行气血、逐寒湿的功效，适用于风寒湿痹、肌肉酸麻、关节四肢疼痛、脘腹冷痛等症。

艾炷

艾炷是用艾绒制成的圆锥形艾团。一般炷底直径为 15 毫米，高度为 25 毫米。适用于身体、四肢等部位或穴位，用于治疗颈椎病、肩周炎、虚寒咳喘、腰肌劳损、腰腿疼痛、骨质增生、胃脘寒痛、面瘫、痛经等症。

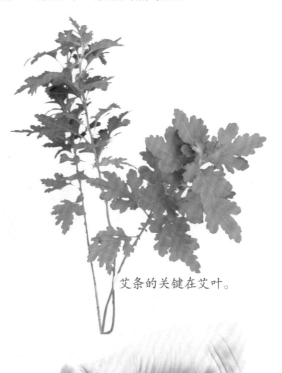

艾条的关键在艾叶。

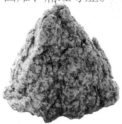

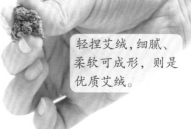

轻捏艾绒，细腻、柔软可成形，则是优质艾绒。

如何辨别艾条的优劣

艾条质量的优劣决定着治疗效果的好坏，艾条的优劣则取决于如下几个条件：生长地、采摘时间、制作工艺、储藏年限。

产地：艾草在我国大部分地区均有生长，以长江南北来划分可以分为大叶艾和小叶艾。长江以北为大叶艾，这种艾叶厚而宽，绒毛多，气味芬芳，火力柔和。长江以南的艾草为小叶艾，叶小而薄，产量低，烟大火烈。好的艾绒多是采购北方的艾叶制绒。

采摘：艾叶采摘的时节必须在每年端午的前后择艾而采，这个时节是艾草生长的旺盛期。或在采艾的前几天将艾草压倒，到采摘的时候只采摘又能站立起来的艾草叶子，这样的艾草具有强大的生命力，用它制成的艾绒治疗效果更好。

储藏：艾者当用陈艾。艾藏储的主要目的是通过长时间的储存将其燥气化掉，其灸火就会更柔和舒适。现在市场上的三年陈艾不多，多用新陈参半的艾绒做艾条。

具备以下几点特征的艾条，在色、质、味、烟、火上与一般艾条便截然不同了。

色：绒色土黄或金黄，无当年艾的绿色。

质：艾条整体挺拔，结实不松软，绒体柔软，无枝梗杂质。

味：老艾条的气味芳香，没有新艾的青草味。

烟：艾烟淡白，不浓烈、不刺鼻，气味香。

火：火力柔和不刚烈，渗透力和灸感强，疗效好。

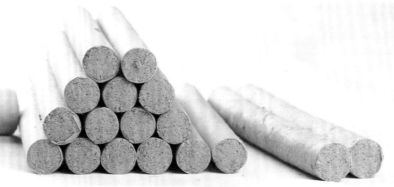

优质艾条气味清淡芳香，烟淡且小。

全家均可常用的艾灸方法

艾灸方法有很多种，在应用艾灸疗法时，我们可以根据病情或个人的喜好选择适合自己的艾灸疗法。

雀啄灸，急性病症最有效

操作时，艾条点燃的一端与施灸部位之间的距离并不固定，而是像鸟雀啄食一样，一远一近地移动。

温和灸，家庭保健最常用

将艾条的一端点燃，对准对症的穴位或患病处，在离皮肤 2~3 厘米处熏灼，每穴灸 5~10 分钟，直至皮肤稍有红晕为宜。

回旋灸，赶走风湿痛

操作时，艾条点燃的一端与施灸部位保持一定的距离，将艾条匀速地向左右方向反复移动或旋转。每穴灸 15 分钟左右，直至皮肤潮红为宜。

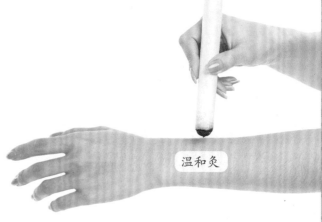

温和灸

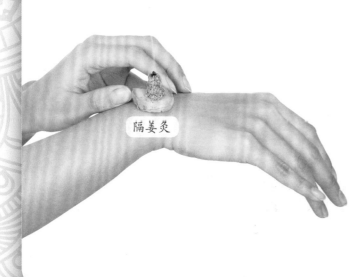

隔姜灸

隔姜灸

将新鲜生姜切成约 0.3 厘米厚的片，用针在姜中心处多扎一些小孔，上置艾炷，放在穴位上燃灸。当被灸者感到灼痛时，可将姜片稍稍上提，使之离开皮肤片刻，旋即放下，再行灸治，反复进行直到局部皮肤潮红为宜。

隔盐灸

此法只适用于脐部。使用时，被灸者仰卧屈膝，以纯白干燥的食盐填平脐孔，再放上姜片和艾炷施灸。如被灸者脐部凸出，可用湿面条将脐穴围成井口，再填盐于其中后施灸。

隔蒜灸

将大蒜切成约 0.3 厘米厚的薄片，用针在蒜中间多扎一些小孔，放在穴位或肿块上（如未破溃化脓的脓头处），用艾炷灸之。

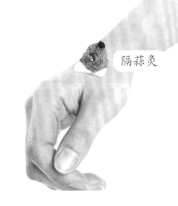

隔蒜灸

瘢痕灸

灸前先在施灸部位涂抹少量蒜汁或蔬菜汁，然后取枣核大小的艾炷，直接放在穴位上施灸。因其灸后局部会产生炎症，愈合后随着灸疮的结痂脱落，局部会留下瘢痕，故得此名。头面部穴位不宜用瘢痕灸，比如百会穴、风池穴、翳风穴等。

无瘢痕灸

灸前先在施灸部位涂少量油膏，然后将艾炷点燃放在穴位之上。当患者感到皮肤灼痛时，及时夹去艾炷，更换艾炷再灸，连续灸 3~7 壮。以局部皮肤出现轻度红晕为度。

艾盒灸

打开艾盒上的盖子，点燃艾条，将其点燃的一端插进艾灸孔中，用卡夹固定好艾条后盖上盖子。将艾盒放在施灸部位，用橡皮条和挂钩固定。也可将 3~5 厘米长的艾条点燃后，直接置于有纱网的艾条盒中。

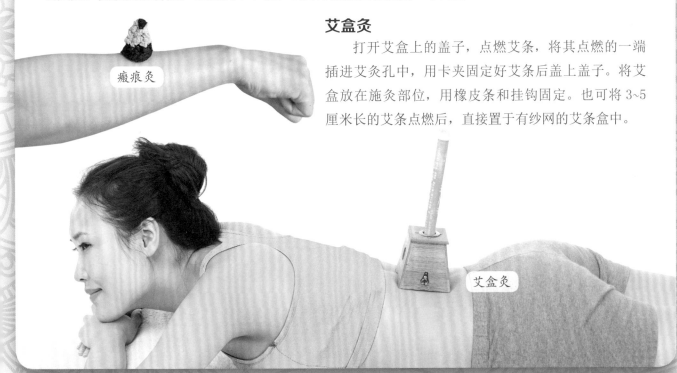

瘢痕灸

艾盒灸

这些人和这些情况均不宜艾灸

哪些人不宜艾灸？

　　艾灸有很多好处，但是以下这些人不宜艾灸。

　　（1）过度劳累、饥饿或精神紧张的人不宜艾灸。体质虚弱者不宜艾灸过强。

　　（2）出血不止，或皮肤有感染、溃疡、瘢痕者不宜灸。

　　（3）小儿囟门未闭合者，不宜艾灸。

　　（4）精神病患者及其他重症患者也需慎用艾灸。

　　（5）惧灸者不宜灸。

　　（6）五心烦热、面红耳赤以及邪热内积的人不宜施灸。

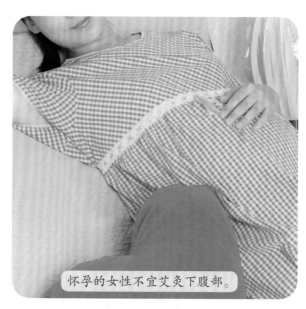

怀孕的女性不宜艾灸下腹部。

哪些情况不宜艾灸？

　　（1）不宜在过饥、过饱、酒醉、大恐、大怒、大渴时施灸，女性月经期酌情施灸。

　　（2）暴露在外面的部位，如脸部、四肢等不宜直接施行瘢痕灸，以免遗留瘢痕，影响美观。

　　（3）皮肤较薄、肌肉少的部位，以及孕期妇女的腰骶部、下腹部不能施灸，乳头、阴部、睾丸等也不宜施灸。

　　（4）心脏部位、大血管处不宜灸，关节部位不宜直接灸。

　　（5）某些传染病、高热、昏迷、惊厥期间，或身体极度衰竭、形体极度瘦削者不宜施灸。

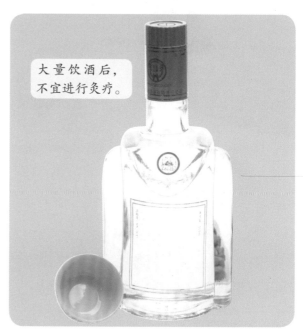

大量饮酒后，不宜进行灸疗。

艾灸的顺序

　　艾灸时采取正确的顺序和时间，是很有必要的，这直接关系到艾灸的效果。

　　艾灸有一定的顺序，原则上要先灸上部，后灸下部；先灸背部，后灸腹部；先灸头部，后灸四肢；先灸阳经，后灸阴经。壮数先少后多，艾炷先小后大。

　　为什么是这样的艾灸顺序呢？在中医看来，人体上半身为阳，下半身为阴；体表背部属阳，腹部属阴；四肢外侧为阳，内侧为阴。十二经脉中，也有手三阳经和手三阴经、足三阳经和足三阴经之分。艾灸有温通经络、扶正祛邪的功效，如果先在阳气足的地方艾灸，能更好地调动经气，从而补养阳气。

　　在艾灸过程中，有些部位自己灸不方便，最好借助他人帮忙，或借助艾灸盒等艾灸工具。艾灸的时候要注意掌握正确的方法和手法，可以让艾灸取得更好的效果。

初次艾灸时，灸量宜少，随灸次可适量加量。

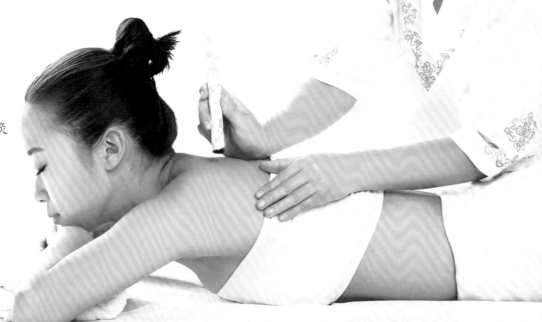

小儿艾灸要注意

中医认为，小儿在生长发育过程中，许多脏腑的功能还不够健全，称之为"稚阴稚阳"之体，脏腑娇嫩，形气未充。历代医家根据小儿这一生理特点提出了许多保健方法，艾灸就是其中之一。对小儿实施艾灸疗法，可起到防病保健的目的。小儿艾灸时需注意以下五点：

（1）小儿保健艾灸效果好，而且方法简单，容易操作，小儿没有痛苦，无不良反应，非常适用于家庭推广使用。

（2）小儿保健艾灸可根据小儿的具体情况进行不同的施灸方法，直至小儿健壮为宜。

（3）小儿皮肤对温热疼痛感觉敏感度较差，加上小儿好动，不能配合，故在施灸时要格外小心，大人要将自己的手放在小儿施灸部位，以感知小儿灸温的强弱，谨防烫伤。

（4）最好在空气流通、清洁干燥的房间中进行。

（5）对不会说话的小儿要密切观察，最好不要采用隔姜灸、隔蒜灸，以艾条温和灸为主。

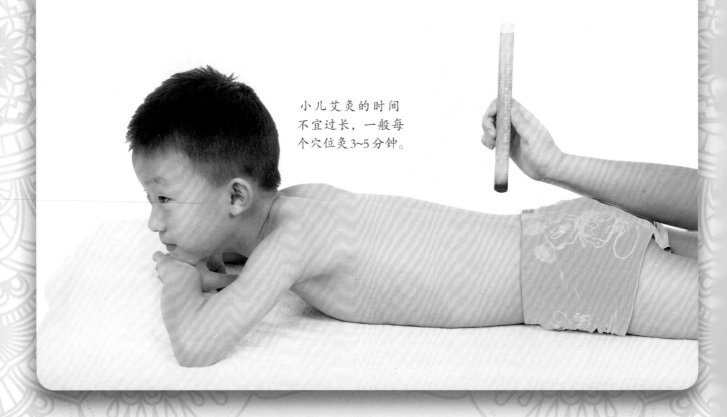

小儿艾灸的时间不宜过长，一般每个穴位灸3~5分钟。

灸后的护理及调养

　　艾灸是一种绿色、安全的中医疗法。但如果急于求成或者对自己的体质没有正确的认识，施灸过度、灸错方法、找错穴位，就有可能使身体的某些部位出现不适。不过，这些不适都是可以通过调理来缓解和消除的。

1. 发热上火后，适当喝一些温水再继续灸

　　艾灸后，有些人会面色潮红，并感觉喉咙干涩疼痛。这一般是艾灸后的正常反应，因为艾灸的热力进入体内，使血液流动加速，其产生的温阳之气逐渐祛除体内的寒邪，导致寒邪外发，从而引起身体某些部位的上火和炎症。出现这些症状时，不必惊慌，也不要因此停止艾灸，否则会前功尽弃。可以在艾灸后适当喝一些温水，继续坚持施灸，直至症状缓解，这时体内的寒邪已基本排出体外。

2. 口干舌燥，多喝白开水

　　艾灸时，很多人还会出现口干舌燥的现象。这是体内阴阳调和的表现。初次艾灸，输入人体内的阳气还较少，阳不胜阴，此时多喝点白开水，能帮助身体尽快达到阴阳平衡，缓解不适症状。

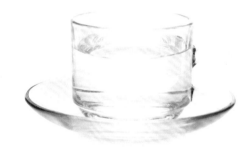

灸后要喝较平常量多的温开水。

3. 出现灸疱，涂甲紫

　　艾灸过程中，有时还可能出现一些水疱样的灸疱，这也是灸疗中的正常现象，可能是因为施灸过量或时间太长引起的。且出现灸疱，在某些情况下还说明艾灸的效果较好。因此出现灸疱后，还应持续艾灸，以维持艾灸的效力，防止病情反复。但是，也要采取一些正确的方式，防止感染。如果只是小水疱，可以不用理会，只要不擦破，任其自然吸收；如果水疱较大，则可用消毒针刺破，再涂上甲紫即可。

4. 疲倦失眠，宜坚持灸

　　初次艾灸后，不少人会出现失眠的症状，或伴有疲倦乏力的感觉。这是因为被灸者体质较差，阳气进入体内后，使人体血液流动加速，全身细胞活跃，故容易产生疲倦感。持续灸一段时间后，疲倦感会慢慢消失，此时，即使睡眠时间比之前少，也会精力旺盛。此外，如果在艾灸之前就有失眠的困扰，可以试着灸一下涌泉穴，对治疗失眠有特效。

5. 出现红疹，继续灸至红疹消失

有些人艾灸后身体上还会出现红疹，看起来就像是皮肤过敏，很多人因此不敢再灸。其实，这些红疹跟艾灸的其他反应一样，都是艾灸时进入体内的温阳之气在驱赶寒邪的表现，也是体内寒邪在体表的反映。如果此时停灸，寒邪未能祛除或寒邪会再次进入体内，就会影响脏腑功能的正常运转。这种情况下，可以在大椎穴、委中穴等穴放血，使寒邪外泄。

6. 艾灸的走窜现象

走窜，是"扩散"的意思，是艾灸后的经络现象。有时候，我们在艾灸一个穴位时，可能会引起与之没有直接关联的器官的不适，这就是艾灸的走窜现象。艾灸时进入体内的温阳之气会循着经络到达全身，主动帮助你调整身体的疾病。比如，灸关元穴，可发生走窜感，此既是循任脉的"灸感"，也可能反映出生殖系统的一些疾患。

认识经络

经络穴位的组成

经络的组成包括经脉和络脉，"经"代表主干，"络"代表分支。人体经络包括十二经脉、奇经八脉、十二经别、十二经筋、十二皮部、十五络脉等。其中十二经脉是经络的主干，其"内属于腑脏，外络于肢节"，负责沟通内外，使气血流通运行。奇经八脉具有特殊的作用，它们统帅、联络其他经络，并调节经络中的气血盛衰。十二经脉在胸、腹及头部的重要支脉就是十二经别，它们沟通脏腑，加强了表里经的联系。十五络脉是十二经脉及任、督二脉在四肢以及躯干前、后、侧三部的重要支脉，具有渗透气血和沟通表里的作用。此外，受经络支配，经络外部筋肉分为十二经筋，皮肤也按经络的分布分为十二皮部。

经络联系脏腑，主导气血运行

人体中的经络是一个纵横交错、沟通内外、联系上下的整体，它沟通了人体中脏与脏、脏与腑、腑与腑、脏腑与五官之间的联系，从而使人体成为一个有机的整体。除此之外，人体中的五脏六腑、四肢百骸以及皮肉筋骨等组织，之所以能保持一种相对的平衡并完成正常的生理活动，也是依靠经络系统的联络沟通完成的。经络与脏腑、五官七窍都有联系，它们中的任何一方出现问题，都会影响到经络里面的气血运行。气血运行不畅，自然会反馈给经络。经络收到了信号，会发出预警。比如肝不好，肝经就会比较迅速地做出反应，如肝经循行处有痛感就是比较典型的预警。我们可以根据经络循行部位的异常感觉，推断出脏腑的健康状况，从而进行对症调理。

通经络，御外邪

经络的作用是运行气血，它可以使营卫之气密布周身，随着经络散布于全身。卫气具有保卫机体的功能，它能够抵御外邪的入侵。外邪侵犯人体往往由表及里，先从皮毛开始，所以当外邪侵犯机体时，卫气就会首当其冲地发挥其抵御外邪、保卫机体的作用。如果经脉不通，气血不能顺畅地流通，各种营养物质输送不到五脏六腑，人体抵御外邪的能力就会下降。外邪侵袭就会导致相应脏腑发生病变，各种疾病便随之产生。

快速准确的取穴方法

灸疗属于中医经络疗法的一部分，是穴位经络、药物渗透、温热效应三位一体的综合治疗，因而灸在何处就显得非常重要。并不是说随意选择一个部位施灸就行，要想获得满意效果，除了需要合适的灸疗壮数（时间）外，还得选择正确的位置，即选穴。

骨度分寸定位法

骨度分寸是指将全身各部以骨节为主要标志规定其长短，并依其比例作为定穴的标准。按照此种方法，不论是男女、老少、高矮、胖瘦，折量的分寸都是一样的，很好地解决了在不同人身上定穴的难题。

手指比量定位法

拇指同身寸（1寸）：拇指关节的宽度为1寸。此法主要用于四肢部位取穴。

中指同身寸（1寸）：中指中节屈曲时，内侧两端纹头之间也作为1寸。此法主要用于腰背部和四肢取穴。

横指同身寸（3寸）：食指、中指、无名指及小指四指并拢，以中指中节横纹处为准，其宽度为3寸。

体表标志定位法

这是根据人体体表标志而定取穴位的方法。人体体表标志，可分固定标志和活动标志两种。固定标志是指不受人体活动影响而固定不移的标志，比如五官轮廓、指（趾）甲等。以脐为标志，其上1寸是水分穴，其下1寸是阴交穴，左右旁开4寸是大横穴。活动标志是指利用关节、肌肉、皮肤等随意活动而出现的孔隙、凹陷、皱纹等作为取穴的标志。如让手掌五指在同一平面，拇指与其余四指成90°，根部两个肌腱间的凹陷就是阳溪穴。

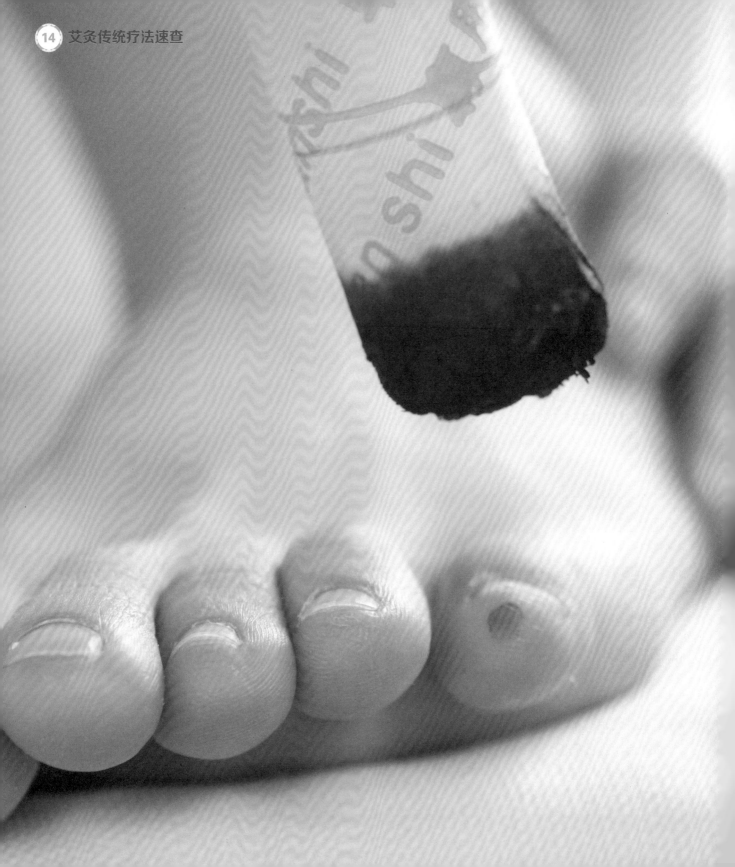

第二章

全家都可艾灸的 10 个保健穴位

艾灸不仅能治疗疾病，还能防病强身。经常使用艾灸，能使全家人远离病痛的折磨，给家人带来健康和快乐，而人体中有 10 个穴位非常适合日常保健艾灸。

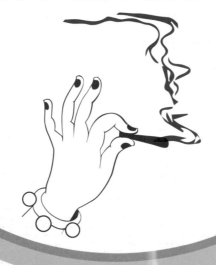

曲池穴，清热解毒

曲，弯曲；池，水的围合之处、汇合之所。经气至此，有如水之入池。此穴为手阳明大肠经合穴，五行属性属土，"合治内腑"，故可清泻阳明，清利湿热，调理大肠气血，调节大肠功能。

艾灸小贴士
- 艾条每次 1~2 条。
- 灸 10~20 分钟。
- 每日 1 次或隔日 1 次。

不适症状
- 出现灸疮。
  艾灸过程中，有时可能出现一些水疱样的灸疮，这一般是灸疗中的正常现象。

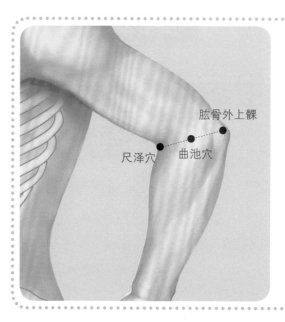

尺泽穴　曲池穴　肱骨外上髁

快速取穴： 先找到尺泽穴和肱骨外上髁，其连线中点处即是。

主治： 外感发热，咳嗽，气喘，腹痛，吐泻，齿痛，湿疹，痤疮，手臂肿痛，半身不遂，白癜风。

中医教你这样做

按揉或弹按曲池穴，能防治肩臂肘痛痛。

艾灸疗法： 让患者露出穴位皮肤，点燃艾条的一端，让其对准穴位。距离皮肤 3~5 厘米施灸，灸 10~20 分钟，至感觉舒适、皮肤出现红晕为宜。施灸时精神要集中，以免灸错位置。

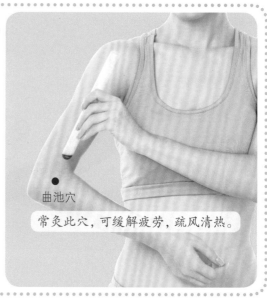

曲池穴

常灸此穴，可缓解疲劳，疏风清热。

三阴交穴，补血养气

三阴，足三阴经也。交，交会也。该穴名意指足部的三条阴经中气血物质在本穴交会。足太阴脾经、足厥阴肝经、足少阴肾经，三条阴经气血交会于此，故名。

艾灸小贴士

- 艾条每次 1~2 条。
- 灸 10~20 分钟。
- 每日 1 次或隔日 1 次。

不适症状

- 出现灸疱。

  艾灸过程中，有时可能出现一些水疱样的灸疱，这一般是灸疗中的正常现象。

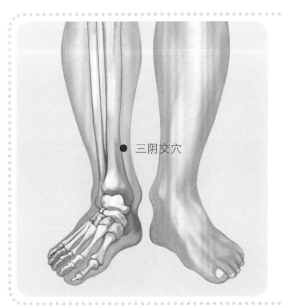

三阴交穴

快速取穴：正坐或仰卧，胫骨内侧面后缘，内踝尖直上 4 横指。

主治：阳痿，下肢神经痛或瘫痪，糖尿病，更年期综合征，脾胃虚弱，贫血，闭经，白带过多，盆腔炎。

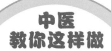

中医教你这样做

按揉三阴交穴 200 次，可治腹痛、月经不调。

艾灸疗法：让患者取坐位，露出穴位皮肤。将艾条的一端点燃，对准穴位，距离皮肤 3~5 厘米施灸。以皮肤有温热感但无灼痛感为宜，灸 10~20 分钟，至局部皮肤潮红为度。可采用温和灸。

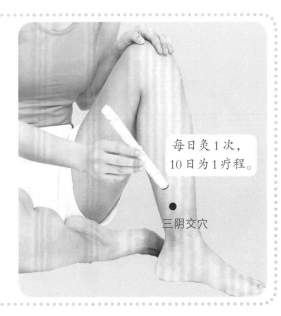

每日灸 1 次，10 日为 1 疗程。

三阴交穴

中脘穴，健脾益胃

中，指本穴相对于上脘穴、下脘穴二穴而为中也。脘，空腔也。此处指胃脘，即胃内之空腔，本穴位于胃脘之中央，故名。

艾灸小贴士

- 艾条每次1~2条。
- 每次灸10~15分钟。
- 每日1次或隔日1次。

不适症状

- 出现灸疮。
  艾灸过程中，有时可能出现一些水疱样的灸疮，这一般是灸疗中的正常现象。

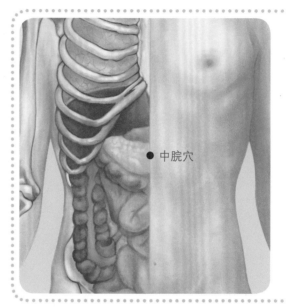

中脘穴

快速取穴： 在上腹部，正中线上，肚脐往上5横指处即是。

主治： 腹痛，腹胀，胃脘痛，急性胃肠炎，腹泻，腹鸣，吞酸，呕吐，便秘，黄疸等。

中医教你这样做

也可对中脘穴拔罐，留罐5~10分钟，可治疗腹痛，瘤积，哮喘。

艾灸疗法： 让患者露出穴位皮肤。施灸者将艾条的一端点燃，对准穴位，距离皮肤3~5厘米施灸，以皮肤有温热感但无灼痛感为宜。灸10~15分钟，至局部皮肤潮红、体感舒适为度。每日1次或隔日1次。

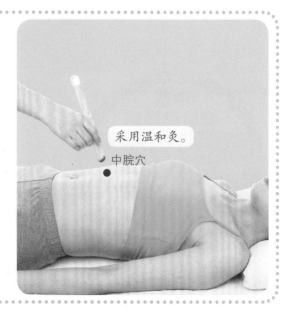

采用温和灸。

中脘穴

神阙穴，补中益气

名之神阙，是因胎儿赖此宫阙，输送营养，灌注全身，遂使胎体逐渐发育，变化莫测。变化莫测为神，阙指要处，穴当脐孔，此处胎生之时，联系脐带以供胎儿之营养，故又名命蒂。

艾灸小贴士

- 艾条 1~2 条。
- 每日 1~2 次。

不适症状

- 出现灸疱。

  艾灸过程中，有时可能出现一些水疱样的灸疱，这是灸疗中的正常现象。

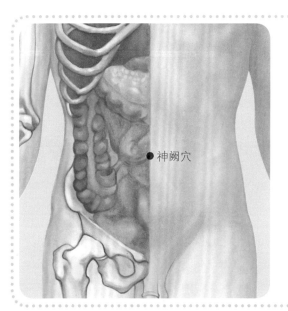

快速取穴： 在下腹部，肚脐中央即是。

主治： 脑卒中，虚脱，四肢厥冷，月经不调，崩漏。

中医教你这样做

按揉神阙穴 200 次，可治月经不调、小便不禁。

艾灸疗法： 让患者呈站立位，露出肚脐。艾条点燃的一端与施灸部位保持一定的距离，将艾条匀速地向左右方向反复移动或旋转。每次灸 20 分钟左右，直至皮肤潮红为宜，每日 1~2 次。

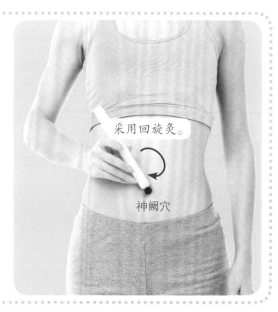

采用回旋灸。

神阙穴

涌泉穴，温肾通络

涌，外涌而出也。泉，泉水也。本穴为肾经经脉的第一穴，它联通肾经的体内体表经脉，肾经体内经脉中的高温、高压的水液由此外涌而出体表，该穴名意指体内肾经的经水由此外涌而出体表，状如泉水喷涌而出，故名。

艾灸小贴士

● 艾炷每次 3~7 壮。

● 每日1次或隔日1次。

不适症状

● 出现灸疱。

艾灸过程中，有时可能出现一些水疱样的灸疱，这是灸疗中的正常现象，无需处理，2~3天后就会结痂脱落。

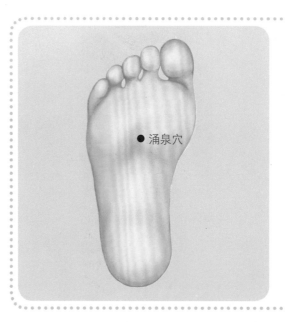

涌泉穴

快速取穴： 蜷足，足底前 1/3 处可见有一凹陷处，按压有酸痛感处即是。

主治： 癫痫，头痛，头晕，咳嗽，咽喉肿痛，足心热，失眠，子宫下垂，低血压。

中医教你这样做

用力按揉涌泉穴200次，可治疗头晕、小便不利。

艾灸疗法： 让患者呈俯卧位，露出脚底，脚面朝上，在涌泉穴位处放上蒜片，在蒜片上直接放置艾炷，点燃艾炷施灸。至艾炷烧近皮肤，患者有微热感或轻微灼痛感时用镊子移走艾炷，换下一壮继续灸。每次灸 10~15 分钟。

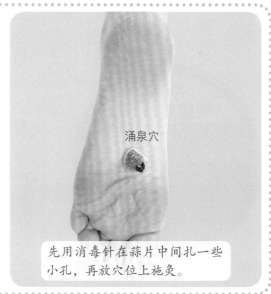

涌泉穴

先用消毒针在蒜片中间扎一些小孔，再放穴位上施灸。

足三里穴，温中散寒

足，即指下肢；三里，即三寸，古代有以里为寸之说。本穴在膝下三寸，故名。足三里是古今养生保健第一大穴，具有强身健体的作用。

艾灸小贴士
- 艾条每次 1~2 条。
- 每日 1 次或隔日一次。

不适症状
- 出现灸疱。

  艾灸过程中，有时可能出现一些水疱样的灸疱，这是灸疗中的正常现象，一般无需处理，2~3 天后就会结痂脱落。

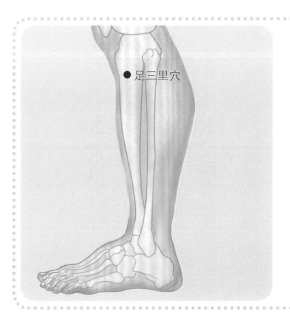

●足三里穴

快速取穴： 站位弯腰，同侧手虎口围住髌骨上外缘，余四指向下，中指指尖处。

主治： 胃痛，呕吐，呃逆，腹胀，腹痛，肠鸣，消化不良，泄泻，便秘，痢疾，咳嗽气喘，心悸气短，乳痈。

**中医
教你这样做**

用火罐留罐 5~10 分钟，可用于治疗腰腿酸痛、胃痛。

艾灸疗法： 让患者露出穴位皮肤，施灸者将艾条的一端点燃，对准穴位，距离皮肤 3~5 厘米施灸，以皮肤有温热感但无灼痛感为宜。灸 10~15 分钟，每日 1 次或隔日 1 次。

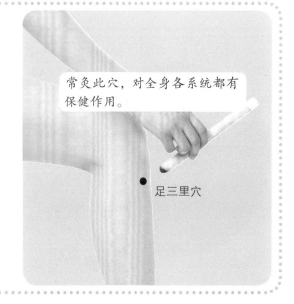

常灸此穴，对全身各系统都有保健作用。

●足三里穴

命门穴，升阳气补虚损

命门穴位于两侧肾俞穴之间，前方与关元穴相对。中医认为，肾为生命之本，内藏元阴元阳，此处为肾气出入之门户，故名命门。

艾灸小贴士

- 艾炷每次 3~5 壮。
- 每日 1 次或隔日 1 次。

不适症状

- 出现灸疱。
  艾灸过程中，有时可能出现一些水疱样的灸疱，这是灸疗中的正常现象，一般无需处理，2~3 天后就会结痂脱落。

中医教你这样做

按揉命门穴 200 次，可治腰腿痛、遗尿。

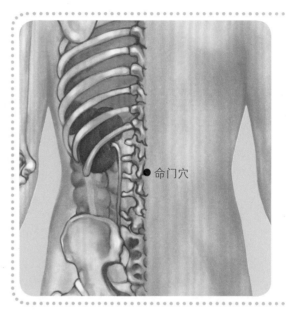

快速取穴： 肚脐水平线与后正中线交点，按压有凹陷处即是。

主治： 前列腺炎，不孕，小便不利，腰脊强痛。

●命门穴

艾灸疗法： 本穴采用隔姜灸。把鲜生姜切成 0.2~0.5 厘米厚的薄片，用消毒针扎数个小孔。让患者取俯卧位，把姜片放在命门穴上。把艾炷放在姜片中心，点燃艾炷施灸。每次灸 15~20 分钟。

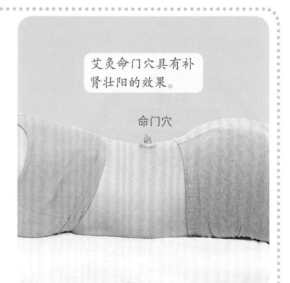

艾灸命门穴具有补肾壮阳的效果。

命门穴

气海穴，温阳益气，培元补虚

气，元气也。海，大也。下腹部为人体元气封藏处，本穴位于下腹部，穴当人体元气之海，故名。

艾灸小贴士

- 艾条每次 1~5 条。
- 每次灸 10~20 分钟。
- 每日 1 次。

不适症状

- 出现灸疮。

  艾灸过程中，有时会出现水疱样的灸疮，这是正常现象，无需处理，2~3 天后就会结痂脱落。

中医
教你这样做

按揉气海穴 200 次，可治四肢乏力、痛经。

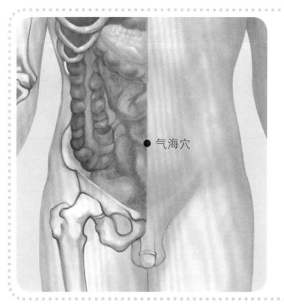

快速取穴： 在下腹部，正中线上，肚脐中央向下 2 横指处即是。

主治： 阳痿，遗精，月经不调，子宫肌瘤，小腹疼痛。

艾灸疗法： 患者呈站立位，露出穴位皮肤，手持点燃艾条，对准穴位，距离皮肤 3~5 厘米处施灸。灸 10~20 分钟，至患者局部皮肤出现红晕为宜，每日 1 次。

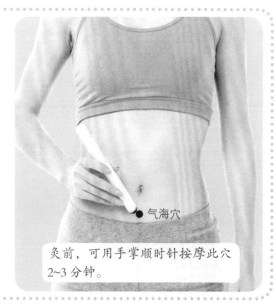

灸前，可用手掌顺时针按摩此穴 2~3 分钟。

大椎穴，补阳气祛虚寒

大，巨大；椎，椎骨。第七颈椎在颈项部最为隆起，穴在其下方，故名。大椎穴在项下背上正中，属督脉经，手足六条阳经皆会于此。督脉上通于脑，有总督诸阳的作用，称为"阳脉之海"，有解表通阳、清脑宁神之功效。

艾灸小贴士

- 艾炷每次1~2条。
- 每次灸20分钟。
- 每日1次或隔日1次。

不适症状

- 出现灸疤。

  艾灸过程中，有时可能出现一些水疱样的灸疤，这一般是灸疗中的正常现象。

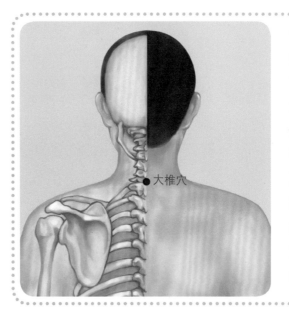

快速取穴： 低头，颈背交界椎骨高突处椎体，下缘凹陷处即是。

主治： 热病，疟疾，咽炎，扁桃体炎，气喘，咳嗽，项强，肩背痛，腰脊强，小儿惊风，癫痫，精神病，血液病，中暑，霍乱，呕吐，黄疸，皮肤病及虚弱病症。

中医教你这样做

艾灸大椎穴时，可搭配曲池穴、合谷穴、风池穴一同艾灸，适用于热病。

艾灸疗法： 患者取俯伏位，露出穴位皮肤。施灸者站在患者身体一侧，点燃艾条，对准大椎穴，距离皮肤3~5厘米施灸。患者有温热感而无灼痛感为宜。每次灸20分钟，至皮肤出现红晕为宜，每日1次或隔日1次。

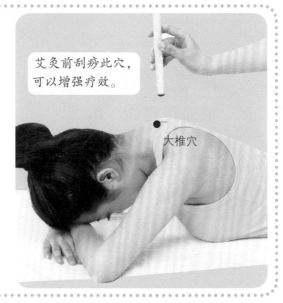

艾灸前刮痧此穴，可以增强疗效。

风门穴，泻热气疏风邪

风门穴属足太阳膀胱经，与督脉经交会。所谓风门即"风邪之门户，出入之要道"。风门又名热府，是热气聚集之意。此穴能泻诸阳经热气，亦泻胸中之热，所以不论内伤外感，风症皆主之，它有宣通肺气、疏散风邪、调理气机之功效。

艾灸小贴士

- 艾条每次 1~2 条。
- 每次灸 20 分钟。
- 每日 1 次或隔日 1 次。

不适症状

- 出现灸疱。

  艾灸过程中，有时可能出现一些水疱样的灸疱，这一般是灸疗中的正常现象。

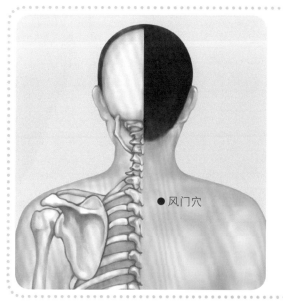

快速取穴： 低头屈颈，颈背交界处椎骨高突向下推 2 个椎体，下缘旁开 2 横指处即是。

主治： 伤风咳嗽，发热头痛，哮喘，呕吐，感冒，脑卒中，水肿，破伤风。

**中医
教你这样做**

艾灸风门穴时，可搭配内关穴、巨骨穴一同艾灸，可缓解咳喘等症。

艾灸疗法： 患者取俯伏位，露出穴位皮肤。施灸者站在患者身体一侧，点燃艾条，对准风门穴，距离皮肤 3~5 厘米施灸。使患者有温热感而无灼痛感为宜。灸 20 分钟，至皮肤出现红晕为宜；每日 1 次或隔日 1 次。

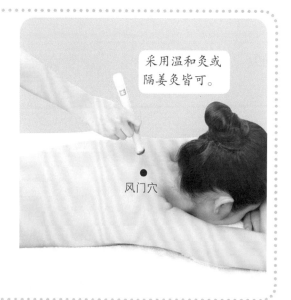

采用温和灸或隔姜灸皆可。

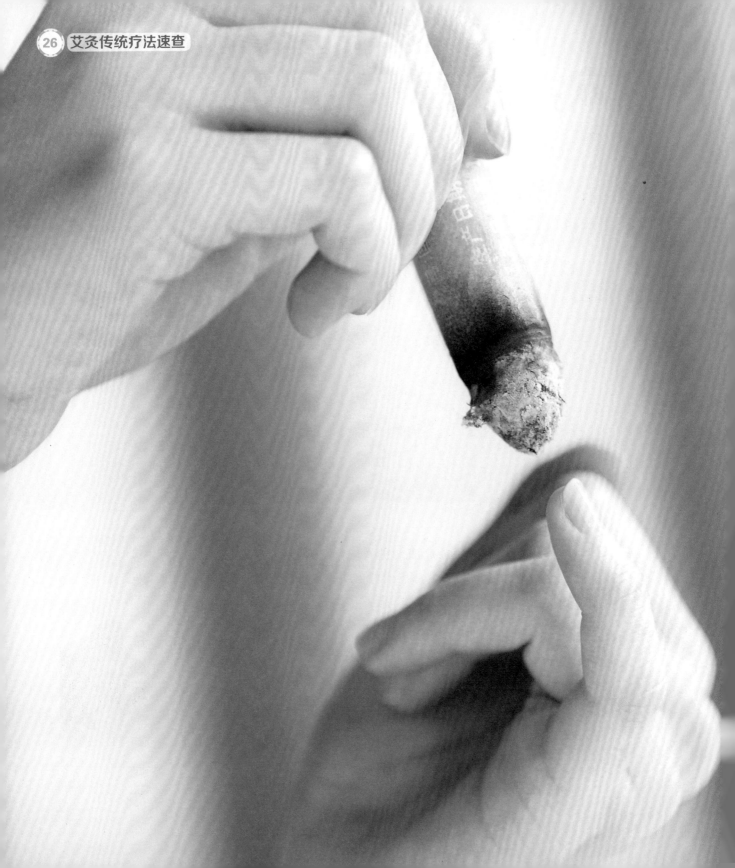

第三章

家庭常见病症的艾灸疗法

现代人每天都忙忙碌碌，早出晚归，甚至有时候通宵工作，这样的快节奏生活让我们无暇去顾及自己的身体，因此很多人处于一种亚健康状态。而亚健康状态显示出来的小毛病让我们觉得去医院是"小题大做"，但扛着又难受，这时候，自己在家灸一灸，往往能解决这些恼人的"小麻烦"。

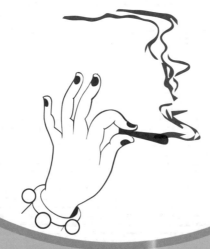

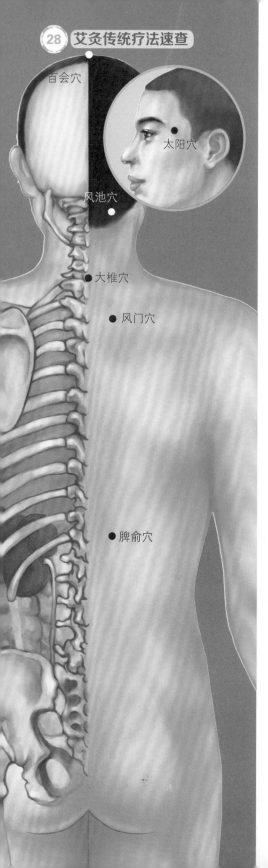

百会穴

太阳穴

风池穴

大椎穴

风门穴

脾俞穴

头痛
预防头部受凉

　　头痛分两种，一种是外感病邪所致，主要表现为起病较急，头痛欲裂，且伴随项背部痛；一种是脏腑功能失常、紊乱所致，表现为面色灰暗、疲倦乏力、怕风、易感冒。

关于头痛，艾灸前需要知道的事

艾灸前准备和疗法

艾条 1~8 条；

姜片 1~8 片；

艾炷 4~7 壮。

单个穴位艾灸 10~20 分钟；

每次选择 3~5 个穴位；

每天艾灸 1 次；

每个疗程时间 3 天。

不适症状

疲倦失眠。

初次艾灸后，不少人会失眠或疲倦乏力。这是因为被灸者体质较差，艾灸后人体血液流动加速，故产生疲倦感。持续灸，疲倦感会慢慢消失。

快速取穴

百会穴：正坐，两耳尖连线与头正中线相交处，按压有凹陷即是。

太阳穴：眉梢与目外眦连线中点向后 1 横指，触及一凹陷处即是。

风池穴：正坐，后头骨下两条大筋外缘陷窝中，与耳垂齐平处即是。

大椎穴：低头，颈背交界椎骨高突处椎体，下缘凹陷处即是。

风门穴：低头，颈背交界处椎骨高突向下推 2 个椎体，下缘旁开 2 横指处。

脾俞穴：肚脐水平线与脊柱相交椎体处，往上推 3 个椎体，正中线旁开 2 横指处即是。

头痛的艾灸方法

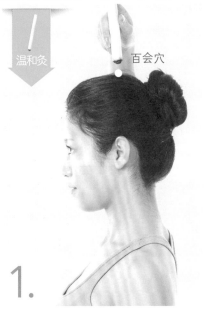

1.

百会穴： 温和灸百会穴，每次15~20 分钟。

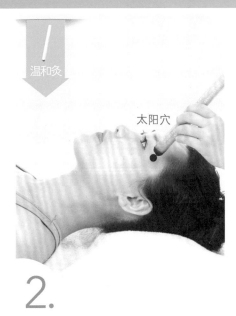

2.

太阳穴： 温和灸太阳穴，每次15~20 分钟。

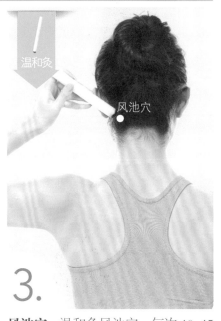

3.

风池穴： 温和灸风池穴，每次 10~15 分钟。

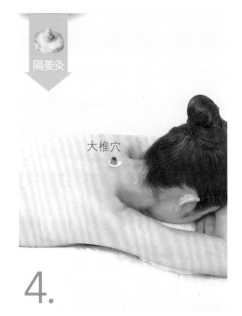

4.

大椎穴： 隔姜灸大椎穴，每次5~7 壮。

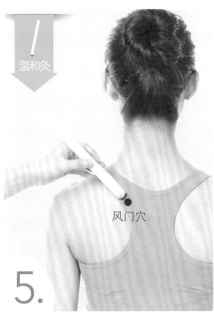

5.

风门穴： 温和灸风门穴，每次 10~15 分钟。（本图仅示意，艾灸时不隔衣）

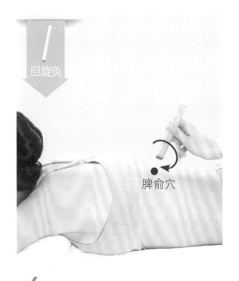

6.

脾俞穴： 回旋灸脾俞穴，每次15~20 分钟。

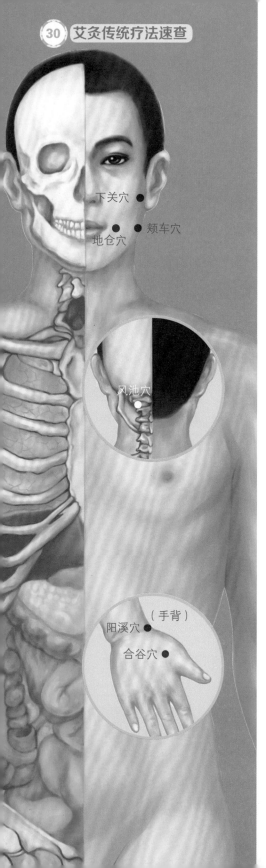

下关穴
颊车穴
地仓穴
风池穴
（手背）
阳溪穴
合谷穴

牙痛
日常清洁要做好

牙痛是一种常见的口腔疾病，主要表现为牙痛甚重，常伴有牙龈红肿、口渴、口臭、便秘等症状。

关于牙痛，艾灸前需要知道的事

艾灸前准备和疗法

艾条 1~8 条。

单个穴位艾灸 5~15 分钟；

每次选择 4 个穴位；

每天艾灸 1 次；

每个疗程时间 3~4 天。

不适症状

上火发炎。

刚开始艾灸的时候，可能会有上火的现象，如果上火严重，可以在大椎穴到肺俞穴之间刮痧或拔罐。

快速取穴

下关穴：闭口，食指、中指并拢，食指贴于耳垂旁，中指指腹处即是。

颊车穴：上下牙关咬紧时，隆起的咬肌高点，按之凹陷处即是。

地仓穴：轻闭口，举两手，用食指指甲垂直下压唇角外侧两旁即是。

风池穴：正坐，后头骨下两条大筋外缘陷窝中，与耳垂齐平处即是。

合谷穴：右手拇指、食指张开呈 90°，左手拇指指间关节横纹压在右手虎口上，指尖点到处即是。

阳溪穴：手掌侧放，大拇指伸直向上翘起，腕背桡侧有一凹陷处即是。

牙痛的艾灸方法

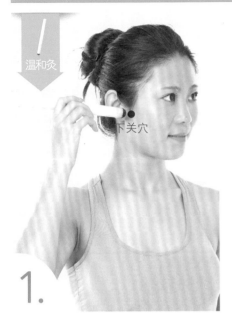

1.

下关穴：温和灸下关穴，每次5~10分钟。

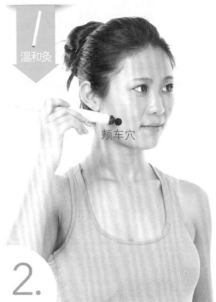

2.

颊车穴：温和灸颊车穴，每次5~10分钟。

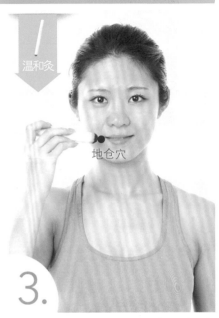

3.

地仓穴：温和灸地仓穴，每次5~10分钟。

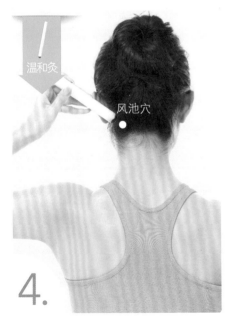

4.

风池穴：温和灸风池穴，每次10~15分钟。

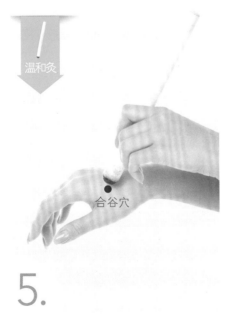

5.

合谷穴：温和灸合谷穴，每次10~15分钟。

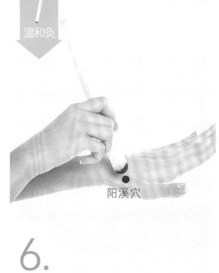

6.

阳溪穴：温和灸阳溪穴，每次10~15分钟。

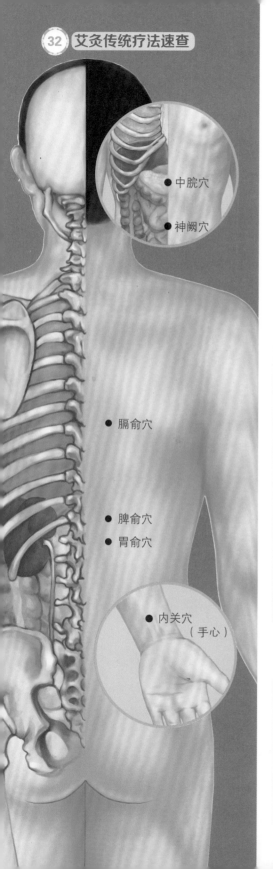

● 中脘穴

● 神阙穴

● 膈俞穴

● 脾俞穴

● 胃俞穴

● 内关穴
（手心）

慢性胃炎
改善饮食习惯

慢性胃炎在临床上主要表现为胃部胀满或疼痛，尤其是进食后症状可加重，空腹时则较为舒服。常伴有嗳气、反酸、胃灼热、恶心、呕吐、食欲不振、消化不良等不适症状。

关于慢性胃炎，艾灸前需要知道的事

艾灸前准备和疗法

艾条 1~8 条；

姜片 1~8 片；

艾灸盒 1 盒；

艾炷 6~10 壮。

单个穴位艾灸 10~15 分钟；

每次选择 3~5 个穴位；

每天艾灸 1 次；

每个疗程时间 3~5 天。

不适症状

出水疱，出红疹，大便稀。这是体内湿气排出的表现，一般出红疹但痒不明显。如果痒的症状明显，可以减少灸量，继续灸。

快速取穴

膈俞穴：肩胛骨下角水平连线与脊柱相交椎体处，正中线旁开 2 横指处。

脾俞穴：肚脐水平线与脊柱相交椎体，往上推 3 个椎体，正中线旁开 2 横指。

胃俞穴：肚脐水平线与脊柱相交椎体，往上推 2 个椎体，正中线旁开 2 横指。

中脘穴：在上腹部，正中线上，肚脐往上 5 横指处即是。

神阙穴：在腹部，肚脐中央即是。

内关穴：从腕横纹向上 3 横指，两索状筋之间即是。

慢性胃炎的艾灸方法

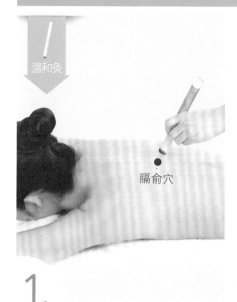

1.

膈俞穴：温和灸膈俞穴，每次 10~15 分钟。

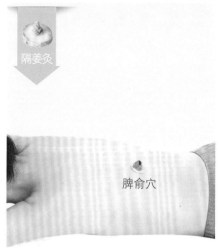

2.

脾俞穴：隔姜灸脾俞穴，每次 3~5 壮。

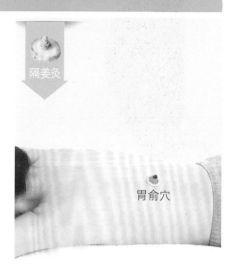

3.

胃俞穴：隔姜灸胃俞穴，每次 3~5 壮。

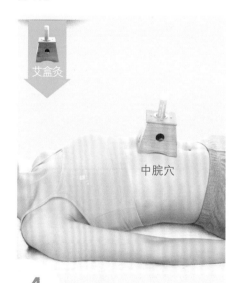

4.

中脘穴：艾盒灸中脘穴，每次 10~15 分钟。

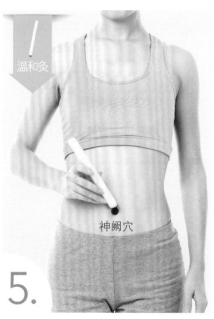

5.

神阙穴：温和灸神阙穴，每次 10~15 分钟。

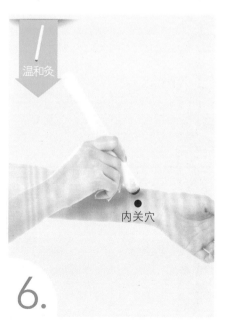

6.

内关穴：温和灸内关穴，每次 10~15 分钟。

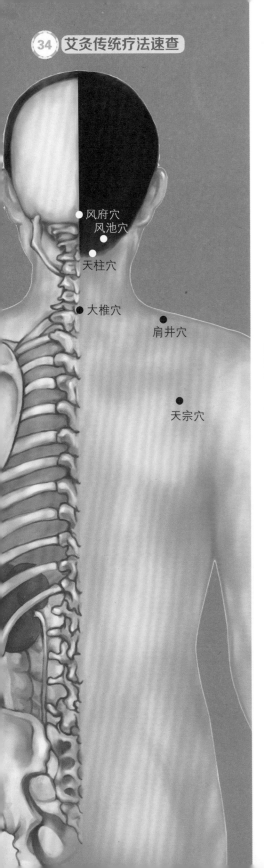

风府穴
风池穴
天柱穴
大椎穴
肩井穴
天宗穴

颈椎病
时常活动肩颈

颈椎病患者常颈背疼痛、上肢无力、肌肉萎缩、手指麻木，严重者甚至大小便失禁或瘫痪，有时还伴有眩晕、耳鸣、视物模糊、胸闷心慌、恶心呕吐、吞咽困难等。

关于颈椎病，艾灸前需要知道的事

艾灸前准备和疗法

艾条 1~8 条；

艾灸盒 1 盒。

单个穴位艾灸 10~15 分钟；

每次选择 3~5 个穴位；

每天艾灸 1 次；

每个疗程时间 3~4 天。

不适症状

眩晕。

可能是由于艾灸的环境过热，不通风，在闷热的环境中艾灸容易造成身体不适。艾灸时要注意保持空气的流通。

快速取穴

风府穴：	沿脊柱向上，入后发际上 1 横指处即是。
风池穴：	正坐，后头骨下两条大筋外缘陷窝中，与耳垂齐平处即是。
天柱穴：	触摸颈后两条大筋，在其外侧，后发际边缘可触及一凹陷处。
大椎穴：	低头，颈背交界椎骨高突处椎体，下缘凹陷处即是。
肩井穴：	先找到大椎穴，再找到锁骨肩峰端，二者连线中点即是。
天宗穴：	以对侧手，由颈下过肩，手伸向肩胛骨处，中指指腹所在处。

颈椎病的艾灸方法

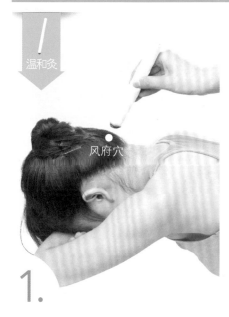

温和灸

风府穴： 温和灸风府穴，每次 10~15 分钟。

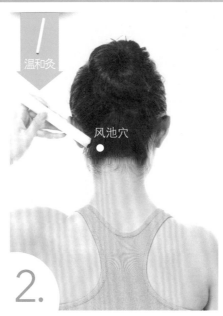

温和灸

风池穴

风池穴： 温和灸风池穴，每次 10~15 分钟。

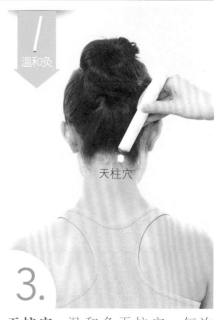

温和灸

天柱穴

天柱穴： 温和灸天柱穴，每次 10~15 分钟。

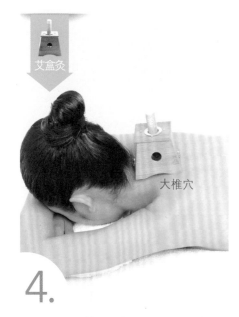

艾盒灸

大椎穴

大椎穴： 艾盒灸大椎穴，每次 10~15 分钟。

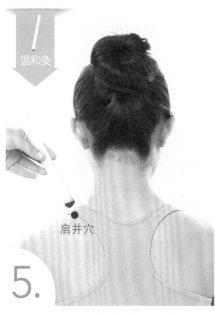

温和灸

肩井穴

肩井穴： 温和灸肩井穴，每次 10~15 分钟。（本图仅示意，灸时不隔衣）

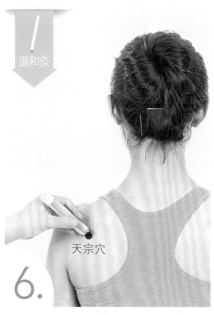

温和灸

天宗穴

天宗穴： 温和灸天宗穴，每次 10~15 分钟。

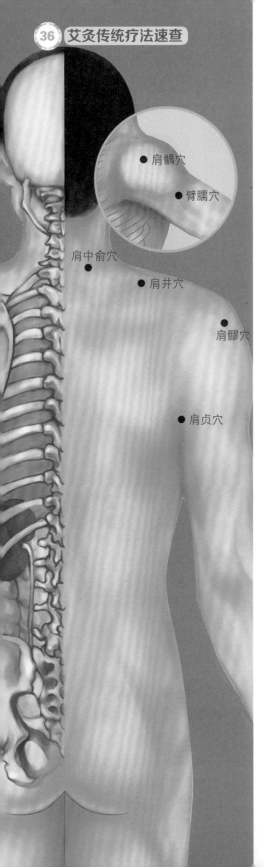

肩髃穴
臂臑穴
肩中俞穴
肩井穴
肩髎穴
肩贞穴

肩周炎
时常活动肩关节

　　肩周炎会导致整个上臂活动明显受限，严重者无法自行洗脸、梳头、穿衣、上举。肩周炎多发于 50 岁以上的人，治疗肩周炎应该以祛风散寒、舒筋活络为主。

关于肩周炎，艾灸前需要知道的事

艾灸前准备和疗法

艾条 1~8 条；

姜片 1~8 片；

艾炷若干壮。

单个穴位艾灸 15~20 分钟；

每次选择 3~5 个穴位；

每天艾灸 1 次；

每个疗程时间 3~4 天。

不适症状

出现灸疱。

艾灸过程中，有时可能出现一些水疱样的灸疱，这一般是灸疗中的正常现象。

快速取穴

肩中俞穴：低头，后颈部最突起椎体旁开 2 寸处即是。

臂臑穴：屈肘，紧握拳，在三角肌下端偏内侧取穴。

肩井穴：大椎穴与锁骨肩峰端，二者连线中点即是。

肩髎穴：外展上臂，肩峰后下方呈现凹陷处即是。

肩贞穴：正坐垂臂，从腋后纹头向上量 1 横指处即是。

肩髃穴：正坐，屈肘抬臂与肩同高，另一只手中指按压肩尖下，肩前呈现凹陷处。

肩周炎的艾灸方法

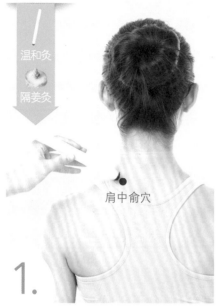

1.

肩中俞穴：先温和灸肩中俞穴 5~10 分钟，再隔姜灸肩中俞穴 3~5 壮。

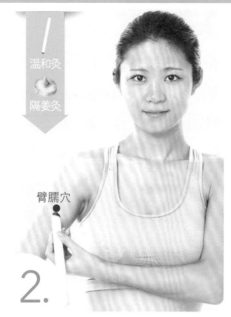

2.

臑俞穴：先温和灸臑俞穴 5~10 分钟，再隔姜灸臑俞穴 3~5 壮。

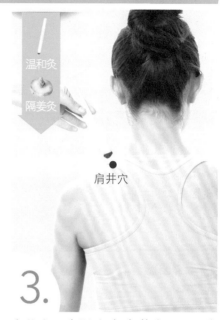

3.

肩井穴：先温和灸肩井穴 5~10 分钟，再隔姜灸肩井穴 3~5 壮。

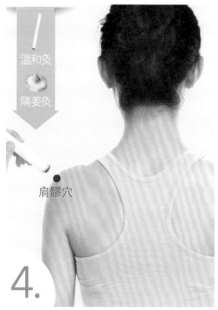

4.

肩髎穴：先温和灸肩髎穴 5~10 分钟，再隔姜灸肩髎穴 3~5 壮。

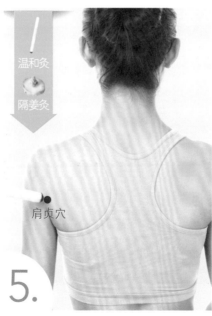

5.

肩贞穴：先温和灸肩贞穴 5~10 分钟，再隔姜灸肩贞穴 3~5 壮。

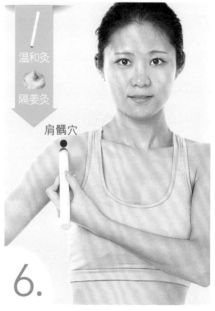

6.

肩髃穴：先温和灸肩髃穴 5~10 分钟，再隔姜灸肩髃穴 3~5 壮。

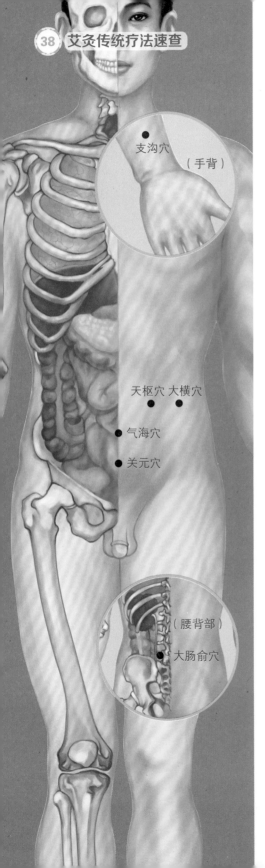

支沟穴

（手背）

天枢穴 大横穴

气海穴

关元穴

（腰背部）

大肠俞穴

便秘

多喝水，勤运动

便秘指大便质地干燥坚硬、难以排出；或虽不干燥也有便意，却仍排便困难；或排便间隔时间延长，并可伴有腹痛腹胀、食欲缺乏、口干口臭等。

关于便秘，艾灸前需要知道的事

艾灸前准备和疗法

艾条 1~8 条。

单个穴位艾灸 10~20 分钟；

每次选择 3 个穴位；

每天艾灸 1 次；

每个疗程时间 3~4 天。

不适症状

大便干燥，排便不畅。可能是由于艾灸的过程中没有及时地补充水分，造成水液被吸收，而致便干难解。可以适量地补充一下新鲜的水果和蔬菜。

快速取穴

大横穴：由乳头向下作与前正中线的平行线，由脐中央作水平线交点处。

天枢穴：仰卧，肚脐旁开 3 横指，按压有酸胀感处即是。

气海穴：在下腹部，正中线上，肚脐中央向下 2 横指处即是。

关元穴：在下腹部，正中线上，肚脐中央向下 4 横指处即是。

支沟穴：抬臂俯掌，掌腕背横纹中点直上 4 横指，前臂两骨间的凹陷处。

大肠俞穴：两侧骼嵴高点连线与脊柱交点，旁开 2 横指处即是。

便秘的艾灸方法

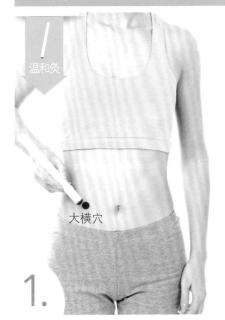

大横穴： 温和灸大横穴，每次 10~15 分钟。

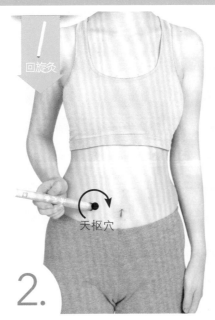

天枢穴： 回旋灸天枢穴，每次 10~15 分钟。

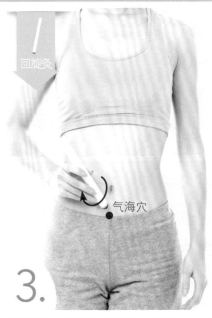

气海穴： 回旋灸气海穴，每次 10~15 分钟。（本图仅示意，灸时不隔衣）

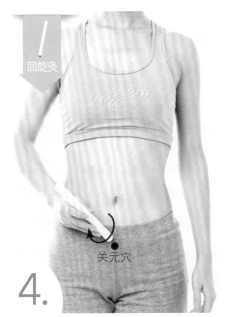

关元穴： 回旋灸关元穴，每次 10~15 分钟。（本图仅示意，灸时不隔衣）

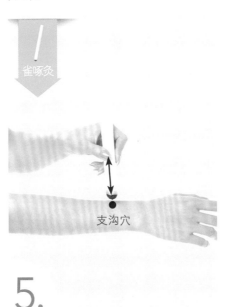

支沟穴： 雀啄灸支沟穴，每次 15~20 分钟。

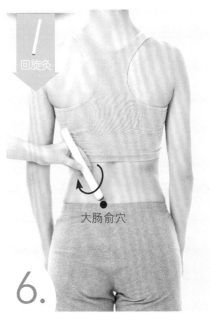

大肠俞穴： 回旋灸大肠俞穴，每次 10~15 分钟。（本图仅示意，灸时不隔衣）

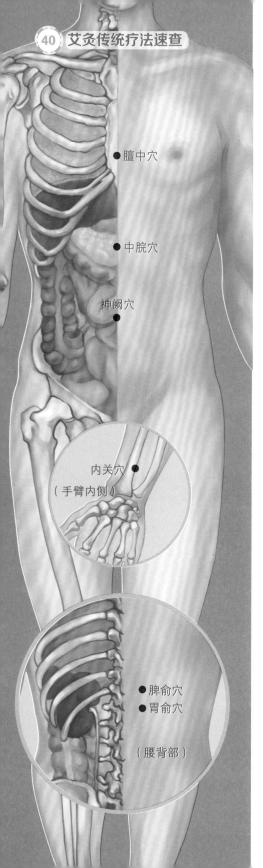

膻中穴

中脘穴

神阙穴

内关穴
（手臂内侧）

脾俞穴
胃俞穴

（腰背部）

呕吐
养胃是关键

呕吐本身是一种症状，它可以由各种疾病引起，其根本原因就是胃气排污降浊的功能受阻了。

关于呕吐，艾灸前需要知道的事

艾灸前准备和疗法

艾条 1~8 条；

姜片 1~8 片；

艾炷若干壮；

盐适量。

单个穴位艾灸 20~30 分钟；

每次选择 4 个穴位；

每天艾灸 1 次；

每个疗程时间 3~4 天。

不适症状

咽喉有异物感，嗓子疼。

可能是由于使用的艾条质量不佳，产生烟火刺激到了呼吸道，可以选用质量好的艾条或无烟艾条进行艾灸。

快速取穴

膻中穴：仰卧位，两乳头连线中点，前正中线上。
中脘穴：在上腹部，正中线上，肚脐往上 5 横指处即是。
神阙穴：在下腹部，肚脐中央即是。
内关穴：从腕横纹向上 3 横指，两索状筋之间即是。
胃俞穴：肚脐水平线与脊柱相交椎体处，往上推 2 个椎体，正中线旁开 2 横指处即是。
脾俞穴：肚脐水平线与脊柱相交椎体处，往上推 3 个椎体，正中线旁开 2 横指处。

呕吐的艾灸方法

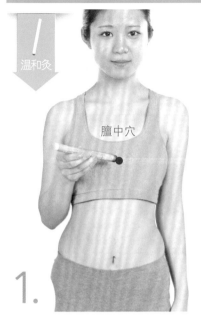

膻中穴： 温和灸膻中穴，每次 20~30 分钟。（本图仅示意，艾灸时不隔衣）

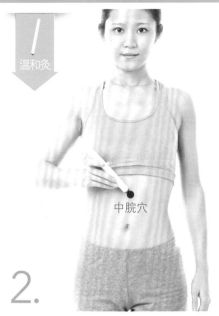

中脘穴： 温和灸中脘穴，每次 20~30 分钟。

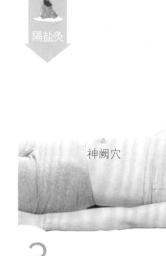

神阙穴： 隔盐灸神阙穴，每次 7~9 壮。

内关穴： 温和灸内关穴，每次 20~30 分钟。

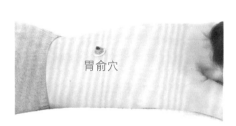

胃俞穴： 隔姜灸胃俞穴，每次 7~9 壮。

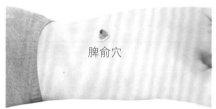

脾俞穴： 隔姜灸脾俞穴，每次 7~9 壮。

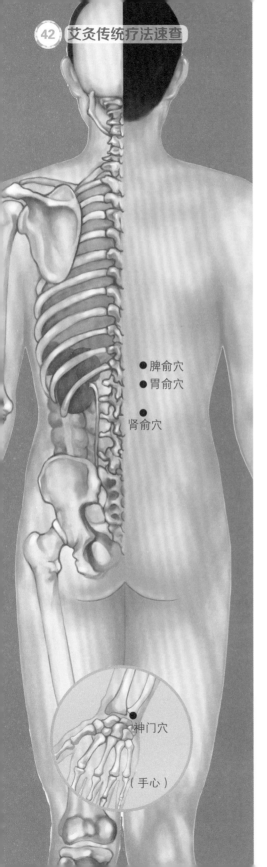

失眠
保持良好心态

  失眠的临床表现为起始睡眠困难，躺在床上 1~2 小时后，仍无法入睡；睡眠较浅，一晚上梦境连绵不断；可以入睡但很早就醒，且醒后就无法再睡；时睡时醒，睡眠不沉，间断性失眠。

关于失眠，艾灸前需要知道的事

艾灸前准备和疗法

艾条 1~8 条。

单个穴位艾灸 10~15 分钟；

每次选择 3 个穴位；

每天艾灸 1 次；

每个疗程时间 10 天。

不适症状

出现灸疱。

艾灸过程中，有时可能出现一些水疱样的灸疱，这是灸疗中的正常现象。

快速取穴

脾俞穴：肚脐水平线与脊柱相交椎体处，往上推 3 个椎体，正中线旁开 2 横指处。	
胃俞穴：肚脐水平线与脊柱相交椎体处，往上推 2 个椎体，正中线旁开 2 横指处即是。	
肾俞穴：肚脐水平线与脊柱相交椎体处，正中线旁开 2 横指处即是。	
神门穴：伸臂仰掌，腕掌侧横纹尺侧，肌腱的桡侧缘。	

失眠的艾灸方法

温和灸

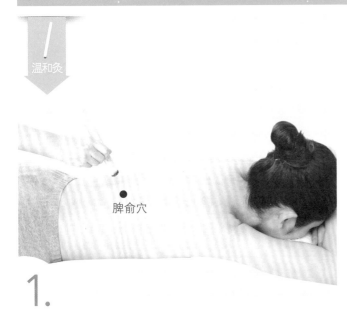

1.

脾俞穴：温和灸脾俞穴，每次 10~15 分钟。

温和灸

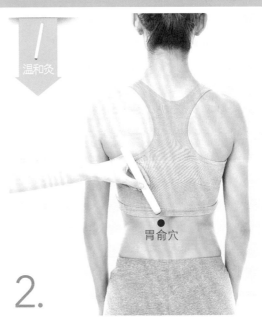

2.

胃俞穴：温和灸胃俞穴，每次 10~15 分钟。

温和灸

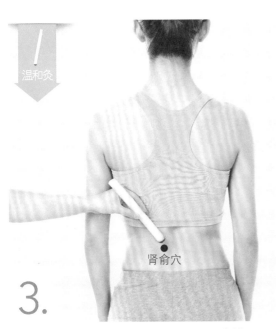

3.

肾俞穴：温和灸肾俞穴，每次 10~15 分钟。

温和灸

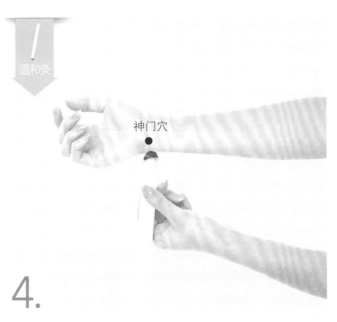

4.

神门穴：温和灸神门穴，每次 10~15 分钟。

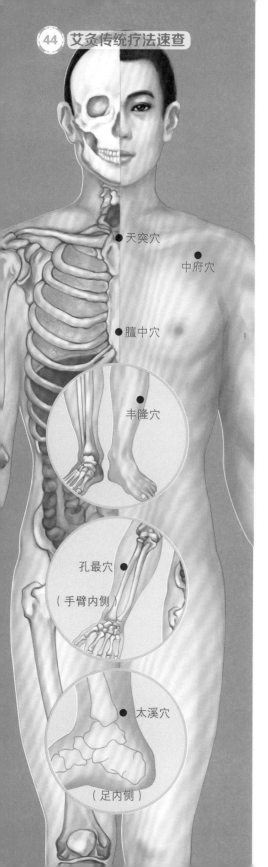

天突穴

中府穴

膻中穴

丰隆穴

孔最穴

（手臂内侧）

太溪穴

（足内侧）

咳嗽

多喝温水，避免刺激

咳嗽是人受到异味、异物刺激或呼吸道出现分泌物时，身体的一种自然反应，它能将异物排出体外，是身体在进行清洁维护工作。

关于咳嗽，艾灸前需要知道的事

艾灸前准备和疗法

艾条 1~8 条。

单个穴位艾灸 10~15 分钟；

每次选择 3~5 个穴位；

每天艾灸 1 次；

每个疗程时间 3~4 天。

不适症状

咳嗽加重,分泌物增多。可能是由于艾条的质量不佳，烟火刺激了呼吸道。可以选用质量好的艾条或无烟艾条。

快速取穴

膻中穴：仰卧位，两乳头连线中点，前正中线上。

天突穴：仰卧，由喉结直下可摸到一凹窝，中央处即是。

中府穴：正立，锁骨外侧端下方有一凹陷，该处再向下 1 横指处即是。

孔最穴：手臂前伸，于腕掌侧远端横纹处定太渊穴，太渊穴上 7 寸即是。

丰隆穴：先找到条口穴，向后量 1 横指，按压有沉重感处即是。

太溪穴：坐位垂足，由足内踝向后推至与跟腱之间凹陷处即是。

咳嗽的艾灸方法

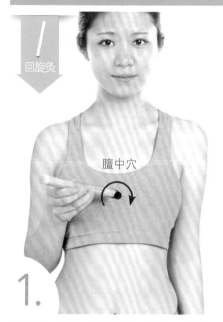

回旋灸

1.

膻中穴： 回旋灸膻中穴，每次10分钟。
（本图仅为示意，艾灸时不隔衣）

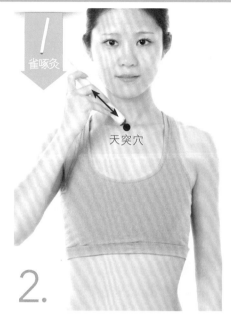

雀啄灸

2.

天突穴： 雀啄灸天突穴，每次10
分钟左右。

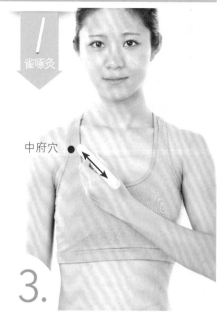

雀啄灸

3.

中府穴： 雀啄灸中府穴，每次10分
钟左右。（本图仅示意，灸时不隔衣）

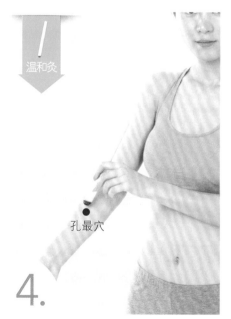

温和灸

4.

孔最穴： 温和灸孔最穴，每次15分
钟左右。

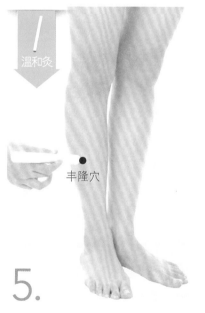

温和灸

5.

丰隆穴： 温和灸丰隆穴，每次15
分钟左右。

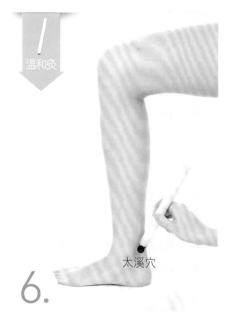

温和灸

6.

太溪穴： 温和灸太溪穴，每次15分
钟左右。

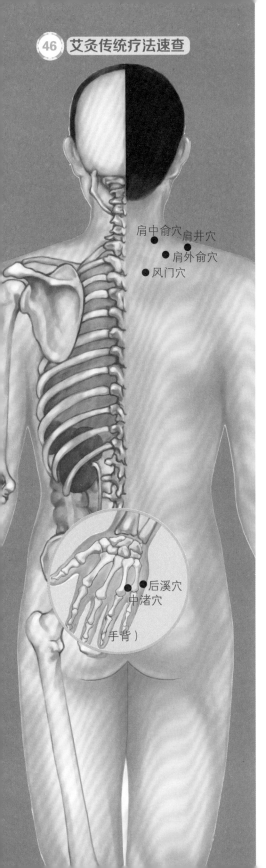

肩中俞穴 肩井穴
肩外俞穴
风门穴

后溪穴
中渚穴
（手背）

落枕
不要过度牵拉颈项

　　早上起来突然感到颈后部、上背部疼痛，颈项活动不利，不能自由旋转，严重者俯仰都有困难，甚至头部强直于异常位置，使得头偏向了病侧，颈部摸起来有"条索感"。

关于落枕，艾灸前需要知道的事

艾灸前准备和疗法

艾条 1~8 条。

单个穴位艾灸 15~30 分钟；

每次选择 4 个穴位；

每天艾灸 1 次；

每个疗程时间 3 天。

不适症状

颈部发冷。

可能是由于艾灸时艾条离得较远或者火力较弱，这时可离得近一些或换用粗一些的艾条。

快速取穴

肩中俞穴：低头，后颈部最突起椎体旁开 2 寸处即是。

肩外俞穴：后颈部最突起椎体往下数 1 个椎骨的棘突下，旁开 4 横指处即是。

肩井穴：大椎穴与锁骨肩峰端，二者连线中点即是。

风门穴：低头屈颈，颈背交界处椎骨高突向下推 2 个椎体，下缘旁开 2 横指处即是。

中渚穴：抬臂俯掌，手背部第 4、5 指指缝间掌指关节后可触及一凹陷处。

后溪穴：握拳，小指掌指关节后有一皮肤皱襞突起，其尖端处即是。

落枕的艾灸方法

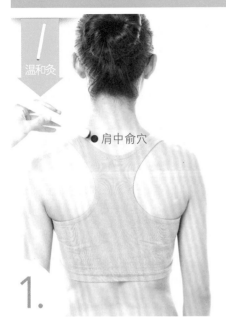

1.

肩中俞穴： 温和灸肩中俞穴，每次15~20分钟。

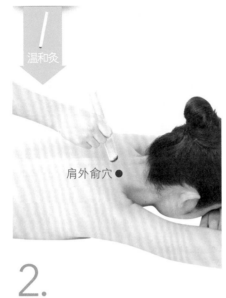

2.

肩外俞穴： 温和灸肩外俞穴，每次 15~20 分钟。

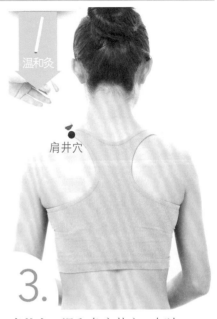

3.

肩井穴： 温和灸肩井穴，每次 15~30 分钟。（本图仅示意，艾灸时不隔衣）

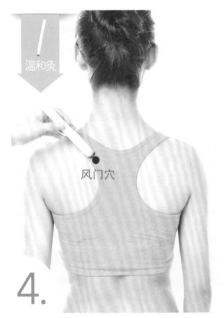

4.

风门穴： 温和灸风门穴，每次 15~30 分钟。（本图仅示意，艾灸时不隔衣）

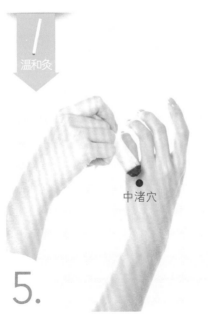

5.

中渚穴： 温和灸中渚穴，每次 15~20 分钟。

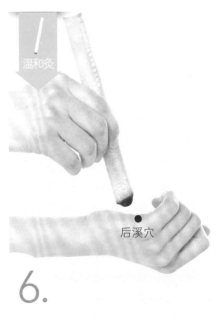

6.

后溪穴： 温和灸后溪穴，每次 15~20 分钟。

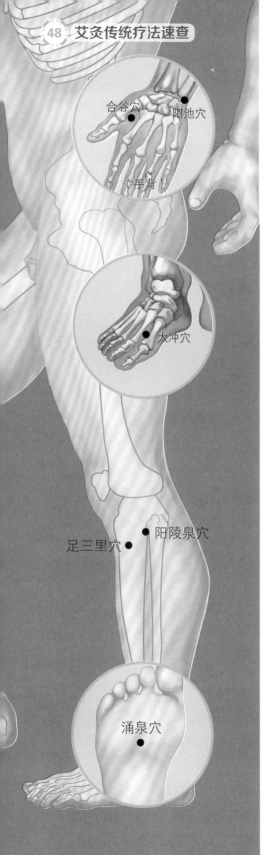

合谷穴　阳池穴
〔手背〕

太冲穴

阳陵泉穴
足三里穴

涌泉穴

冻疮
注意防寒保暖

皮肤表面苍白、发红、水肿、发痒热痛，有肿胀感。遇热时，患处更加热痛难忍。严重的可能出现患处坏死，溃烂流脓。

关于冻疮，艾灸前需要知道的事

艾灸前准备和疗法

艾条 1~8 条。

单个穴位艾灸 5~10 分钟；

每次选择 3~5 个穴位；

每天艾灸 1 次；

每个疗程时间 3 天。

不适症状

出现水疱。

艾灸过程中，有时可能出现一些水疱样的灸疱，这一般是灸疗中的正常现象。小水疱，只要不擦破，任其自然吸收；水疱较大，可用消毒针刺破，再涂上甲紫即可。

快速取穴

足三里穴：站位弯腰，同侧手虎口围住髌骨上外缘，余四指向下，中指指尖处。

太冲穴：足背，沿第 1、2 趾间横纹向足背上推，可感有一凹陷处即是。

阳陵泉穴：屈膝 90°，膝关节外下方，腓骨小头前下方凹陷处即是。

合谷穴：右手拇指、食指张开呈 90°，左手拇指指间关节横纹压在右手虎口上，指尖点到处。

阳池穴：抬臂垂腕，背面，由第 4 掌骨向上推至腕关节横纹，可触及凹陷处。

涌泉穴：蜷足，足底前 1/3 处可见有一凹陷处，按压有酸痛感处即是。

冻疮的艾灸方法

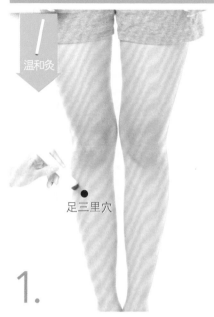

1.

足三里穴：温和灸足三里穴，每次5~10分钟。

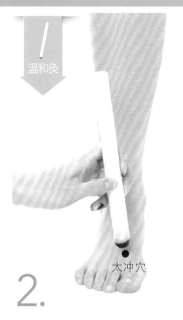

2.

太冲穴：温和灸太冲穴，每次5~10分钟。

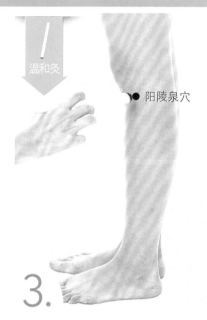

3.

阳陵泉穴：温和灸阳陵泉穴，每次5~10分钟。

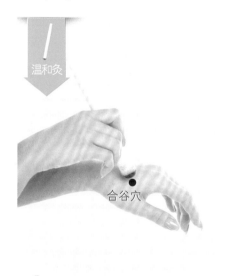

4.

合谷穴：温和灸合谷穴，每次5~10分钟。

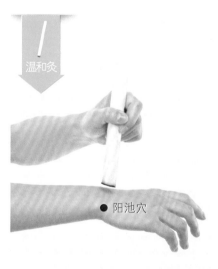

5.

阳池穴：温和灸阳池穴，每次5~10分钟。

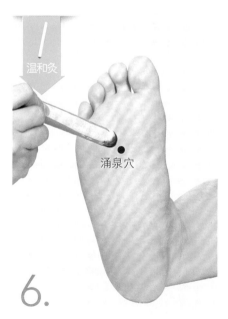

6.

涌泉穴：温和灸涌泉穴，每次5~10分钟。

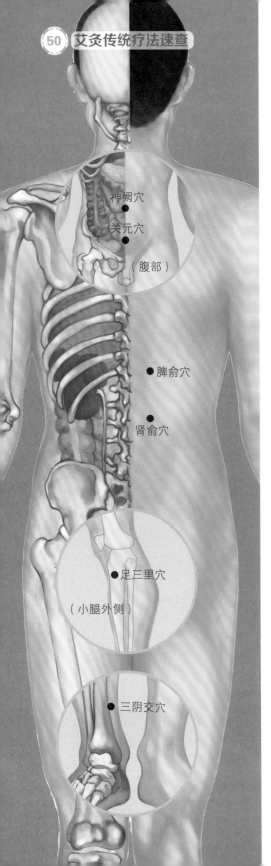

神阙穴

关元穴

（腹部）

脾俞穴

肾俞穴

足三里穴

（小腿外侧）

三阴交穴

低血压
头晕头痛需警惕

　　一般轻微的低血压会出现头痛头晕、食欲缺乏、晕车晕船、脸色苍白等症状；严重时则可能出现眩晕、四肢发冷、呼吸困难、发音含糊等症状，甚至可能昏厥。

关于低血压，艾灸前需要知道的事

艾灸前准备和疗法	不适症状
艾条 1~8 条； 姜片 1~8 片； 艾炷若干壮； 盐适量。 单个穴位艾灸 10~15 分钟； 每次选择 3~5 个穴位； 每天艾灸 1 次； 每个疗程时间 7 天。	呼吸不畅。 可能是由于艾灸的环境过热，不通风，在闷热的环境中艾灸容易造成身体不适。艾灸时要注意保持空气的流通。

快速取穴

足三里穴：站位弯腰,同侧手虎口围住髌骨上外缘,余四指向下,中指指尖处。

肾俞穴：肚脐水平线与脊柱相交椎体处，正中线旁开 2 横指处即是。

脾俞穴：肚脐水平线与脊柱相交椎体处，往上推 3 个椎体，正中线旁开 2 横指处。

神阙穴：在下腹部，肚脐中央即是。

三阴交穴：正坐或仰卧，胫骨内侧面后缘，内踝尖直上 4 横指。

关元穴：在下腹部，正中线上，肚脐中央向下 4 横指处即是。

低血压的艾灸方法

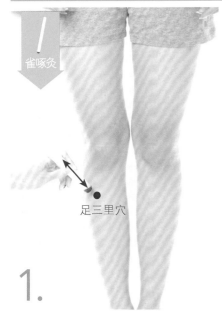

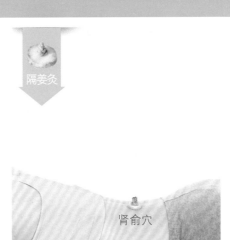

1.

足三里穴: 雀啄灸足三里穴,每次 10~15 分钟。

2.

肾俞穴: 隔姜灸肾俞穴,每次 3~5 壮。

3.

脾俞穴: 隔姜灸脾俞穴,每次 3~5 壮。

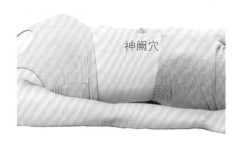

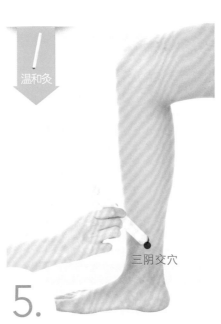

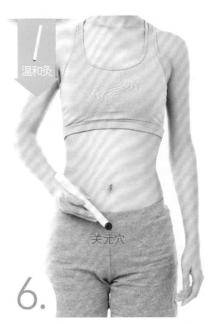

4.

神阙穴: 隔盐灸神阙穴,每次 3~5 壮。

5.

三阴交穴: 温和灸三阴交穴,每次 10~15 分钟。

6.

关元穴: 温和灸关元穴,每次 10 分钟。 (本图仅为示意,艾灸时不隔衣)

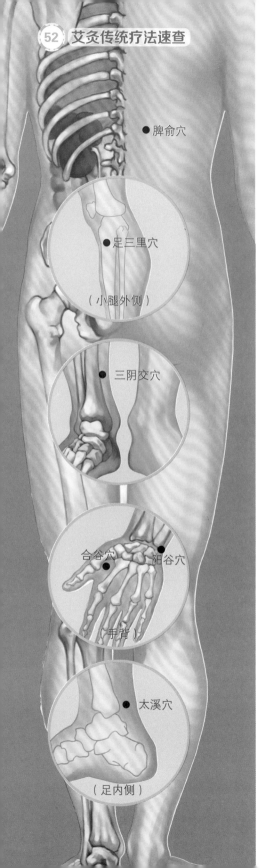

●脾俞穴

●足三里穴

（小腿外侧）

●三阴交穴

合谷穴 ● 阳谷穴

（手背）

太溪穴

（足内侧）

口腔溃疡
少吃刺激性食物

　　口腔内部、舌面黏膜有黄豆大小的溃疡，溃疡面红肿或呈黄白色，灼热疼痛，周围有红晕，常伴有口干、口臭、疲倦乏力等症状。

关于口腔溃疡，艾灸前需要知道的事

艾灸前准备和疗法

艾条 1~8 条；

姜片 1~8 片；

蒜片 1~8 片。

单个穴位艾灸 5~20 分钟；

每次选择 3~5 个穴位；

每天艾灸 1 次；

每个疗程时间 7 天。

不适症状

口干舌燥。

初次艾灸，输入人体内的阳气还较少，阳不胜阴,此时多喝点白开水，能帮助身体尽快达到阴阳平衡,缓解不适症状。

快速取穴

足三里穴：站位弯腰，同侧手虎口围住髌骨上外缘,余四指向下，中指指尖处。

阳谷穴：位于尺骨茎突远端凹陷中。

脾俞穴：肚脐水平线与脊柱相交椎体处，往上推3个椎体，正中线旁开2横指处。

合谷穴：右手拇指、食指张开呈 90°，左手拇指指间关节横纹压在右手虎口上，指尖点到处。

三阴交穴：正坐或仰卧，胫骨内侧面后缘，内踝尖直上 4 横指。

太溪穴：坐位垂足，由足内踝向后推至与跟腱之间凹陷处即是。

口腔溃疡的艾灸方法

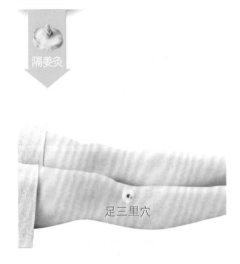

隔姜灸

足三里穴

1.

足三里穴: 隔姜灸足三里穴,每次 3~7 壮。

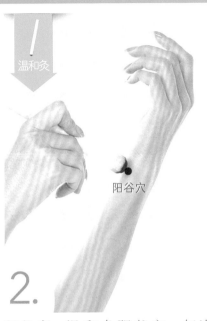

温和灸

阳谷穴

2.

阳谷穴: 温和灸阳谷穴,每次 15~20 分钟。

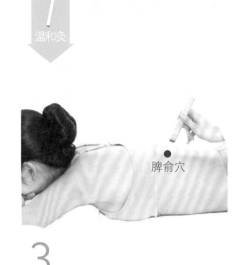

温和灸

脾俞穴

3.

脾俞穴: 温和灸脾俞穴,每次 10~15 分钟。

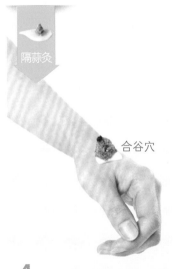

隔蒜灸

合谷穴

4.

合谷穴: 隔蒜灸合谷穴,每次 3~7 壮。

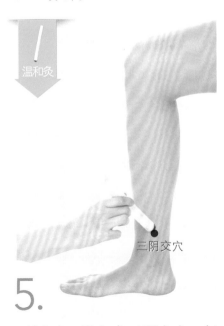

温和灸

三阴交穴

5.

三阴交穴: 温和灸三阴交穴,每次 15~20 分钟。

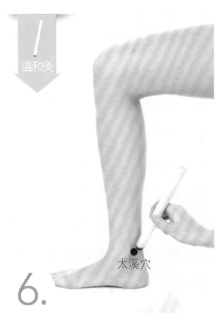

温和灸

太溪穴

6.

太溪穴: 温和灸太溪穴,每次 5~10 分钟。

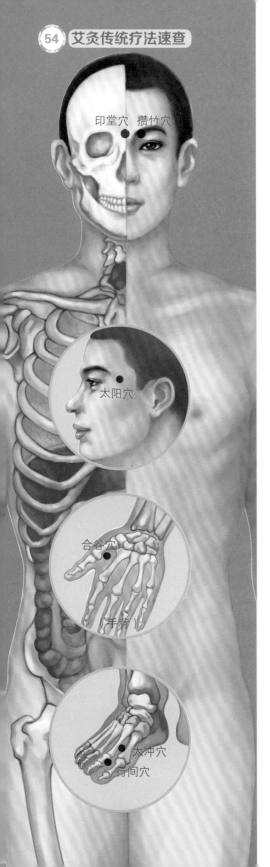

印堂穴 攒竹穴

太阳穴

合谷穴

（手背）

太冲穴
行间穴

近视
拒做低头手机党

　　视远物模糊不清，需要通过调节才能看清，但视近物很清楚，常伴有视觉疲劳、头痛头胀、眼胀等症状。

关于近视，艾灸前需要知道的事

艾灸前准备和疗法

艾条 1~8 条。

单个穴位艾灸 10~15 分钟；

每次选择 3~5 个穴位；

每天艾灸 1 次；

每个疗程时间 10 天。

不适症状

流泪、眼花。

可能是由于使用的艾条烟较大或姿势不对，造成眼睛被熏着，导致应激性流泪。

快速取穴

攒竹穴：	皱眉，眉毛内侧端有一隆起处即是。
印堂穴：	两眉毛内侧端连线中点处即是。
太阳穴：	眉梢与目外眦连线中点向后 1 横指，触及一凹陷处即是。
行间穴：	坐位，在足背部第 1、2 两趾之间连接处的缝纹头处即是。
合谷穴：	右手拇指、食指张开呈 90°，左手拇指指间关节横纹压在右手虎口上，指尖点到处。
太冲穴：	足背，沿第 1、2 趾间横纹向足背上推，可感有一凹陷处即是。

近视的艾灸方法

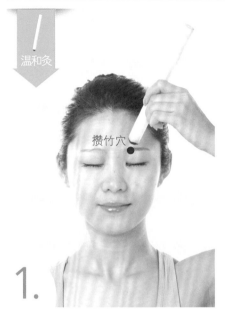

1.

攒竹穴： 温和灸攒竹穴，每次 10~15 分钟。

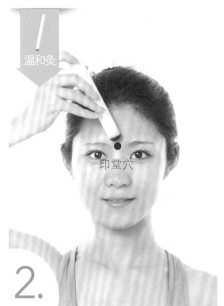

2.

印堂穴： 温和灸印堂穴，每次 10~15 分钟。

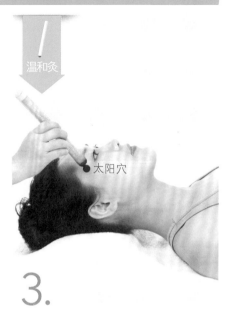

3.

太阳穴： 温和灸太阳穴，每次 10~15 分钟。

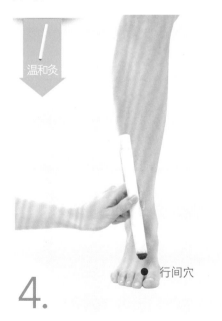

4.

行间穴： 温和灸行间穴，每次 10~15 分钟。

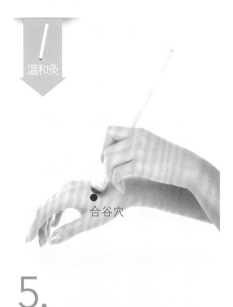

5.

合谷穴： 温和灸合谷穴，每次 10~15 分钟。

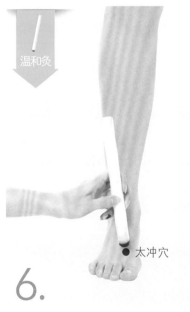

6.

太冲穴： 温和灸太冲穴，每次 10~15 分钟。

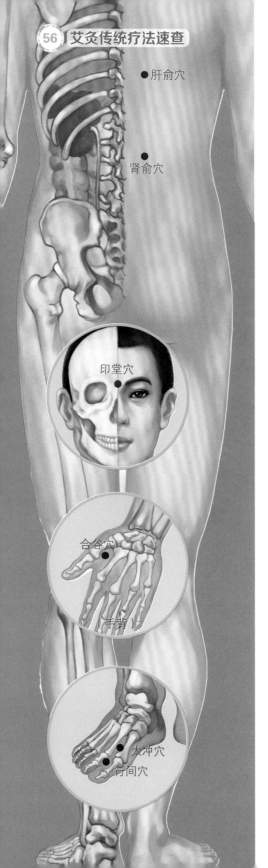

●肝俞穴

●肾俞穴

印堂穴

合谷穴

手背

太冲穴
行间穴

远视
经常眺望远处

看远物时很清楚，但看近物时不清楚，还可能出现头痛、眼眶痛、恶心等症状。

关于远视，艾灸前需要知道的事

艾灸前准备和疗法

艾条 1~8 条。

单个穴位艾灸 3~15 分钟；

每次选择 3~5 个穴位；

每天艾灸 1 次；

每个疗程时间 10 天。

不适症状

胸闷、呼吸急促或不顺畅。这是因为中上焦气血运行不畅，灸后由不通到通的反应，以适当减少灸量为宜，慢慢通畅，从而减轻排毒反应。

快速取穴

肝俞穴：肩胛骨下角水平连线与脊柱相交处，下推 2 个椎体，正中线旁开 2 横指处。

印堂穴：两眉毛内侧端连线中点处即是。

肾俞穴：肚脐水平线与脊柱相交椎体处，正中线旁开 2 横指处即是。

行间穴：坐位，在足背部第 1、2 两趾之间连接处的缝纹头处即是。

合谷穴：右手拇指、食指张开呈 90°，左手拇指指间关节横纹压在右手虎口上，指尖点到处。

太冲穴：足背，沿第 1、2 趾间横纹向足背上推，可感有一凹陷处即是。

远视的艾灸方法

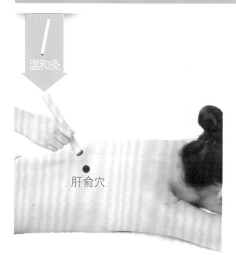

1.

肝俞穴： 温和灸肝俞穴，每次 10~15 分钟。

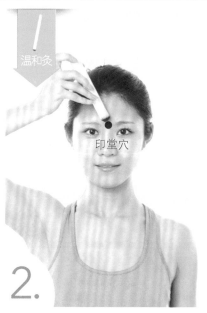

2.

印堂穴： 温和灸印堂穴，每次 3~5 分钟。

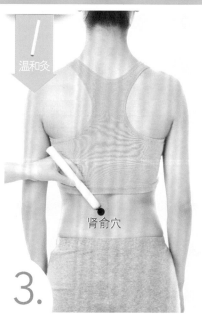

3.

肾俞穴： 温和灸肾俞穴，每次 10~15 分钟。

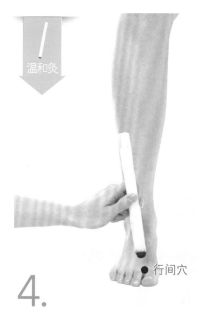

4.

行间穴： 温和灸行间穴，每次 10~15 分钟。

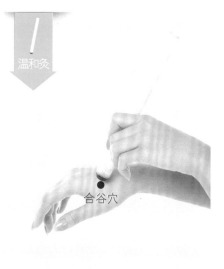

5.

合谷穴： 温和灸合谷穴，每次 10~15 分钟。

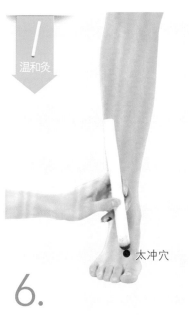

6.

太冲穴： 温和灸太冲穴，每次 10~15 分钟。

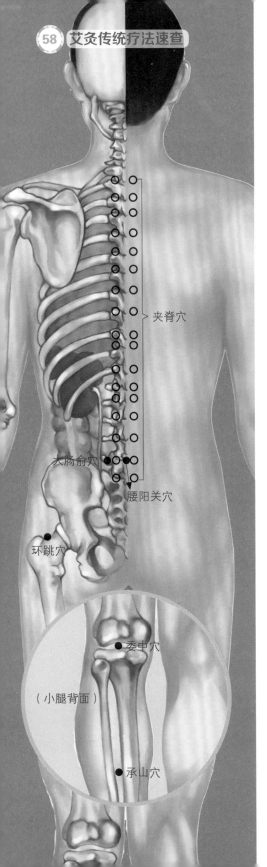

夹脊穴

大肠俞穴

腰阳关穴

环跳穴

委中穴

（小腿背面）

承山穴

腰椎间盘突出症
避免久坐久站

　　沿臀部、大腿以及小腿后外侧、足背外侧，有持续性、放射样或灼烧样疼痛，并伴有下肢行动困难。最常见的坐骨神经痛是由腰椎间盘突出造成的。

关于腰椎间盘突出症，艾灸前需要知道的事

艾灸前准备和疗法
艾条 1~8 条；
艾炷若干壮；
姜片 1~8 片。
单个穴位艾灸 15~20 分钟；
每次选择 3~5 个穴位；
每天艾灸 1 次；
每个疗程时间 3 天。

不适症状
疲倦失眠。
艾灸后，会出现失眠的症状，或有疲倦乏力的感觉。这因为被灸者体质较差，阳气进入体内后，使人体血液流动加速，故容易产生疲倦感。

快速取穴

腰阳关穴：两侧髂嵴高点连线与脊柱交点处，可触及一凹陷即是。

夹脊穴：颈背交界椎骨高突处椎体，向下推共有17个椎体，旁开半横指处即是。

大肠俞穴：两侧髂嵴高点连线与脊柱交点，旁开 2 横指处即是。

委中穴：膝盖后面凹陷中央的腘横纹中点即是。

承山穴：直立，小腿用力，在小腿的后面正中可见一"人"字纹，其上尖角凹陷处。

环跳穴：股骨大转子最高点与骶管裂孔作一直线，外1/3与内2/3的交点处。

腰椎间盘突出症的艾灸方法

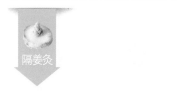

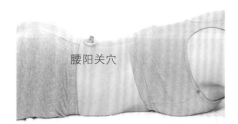

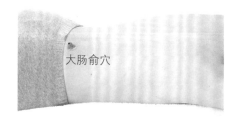

1.

腰阳关穴： 隔姜灸腰阳关穴，每次3~5壮。

2.

夹脊穴： 温和灸夹脊穴，每次10~15分钟。（本图仅示意，灸时不隔衣）

3.

大肠俞穴： 隔姜灸大肠俞穴，每次3~5壮。

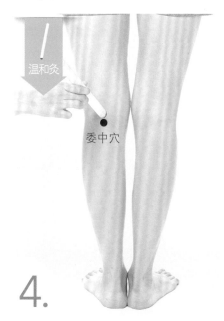

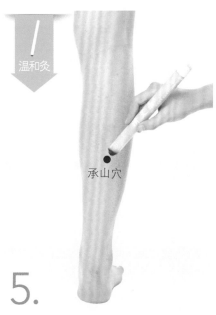

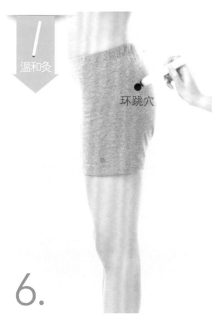

4.

委中穴： 温和灸委中穴，每次15~20分钟。

5.

承山穴： 温和灸承山穴，每次15~20分钟。

6.

环跳穴： 温和灸环跳穴，每次15~20分钟。（本图仅示意，灸时不隔衣）

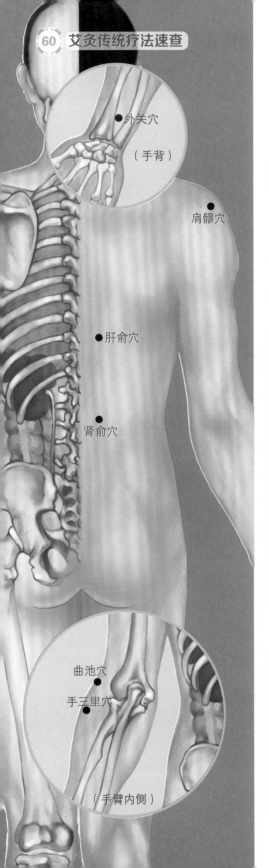

● 外关穴
（手背）
● 肩髎穴
● 肝俞穴
● 肾俞穴
曲池穴
手三里穴
（手臂内侧）

风湿性关节炎
时常注意保暖

关节和肌肉游走性酸楚、疼痛，可出现急性发热，受累关节多为膝、踝、肩、肘等，病变局部呈现红肿，伴灼热、剧痛症状。

关于风湿性关节炎，艾灸前需要知道的事

艾灸前准备和疗法

艾条 1~8 条；

姜片 1~8 片；

艾灸盒 1~2 盒。

单个穴位艾灸 15~20 分钟；

每次选择 3~5 个穴位；

每天艾灸 1 次；

每个疗程时间 10 天。

不适症状

出现灸疱。

艾灸过程中，有时可能出现一些水疱样的灸疱，这一般是灸疗中的正常现象。可用纱布包好，以防破损感染。

快速取穴

肝俞穴：肩胛骨下角水平连线与脊柱相交处，下推 2 个椎体，正中线旁开 2 横指处。

肾俞穴：肚脐水平线与脊柱相交椎体处，正中线旁开 2 横指处即是。

肩髎穴：外展上臂，肩峰后下方呈现凹陷处即是。

曲池穴：先找到尺泽穴和肱骨外上髁，其连线中点处即是。

手三里穴：先找到曲池穴、阳溪穴，两者连线，曲池穴向下 3 横指即是。

外关穴：抬臂俯掌，掌腕背横纹中点直上 3 横指，前臂两骨之间的凹陷处。

风湿性关节炎的艾灸方法

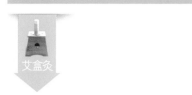

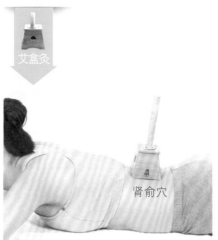

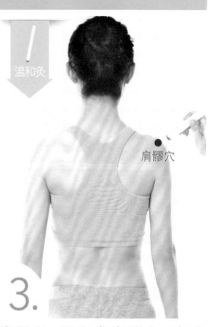

1.

肝俞穴:艾盒灸肝俞穴,每次15~20分钟。

2.

肾俞穴:艾盒灸肾俞穴,每次15~20分钟。

3.

肩髎穴:温和灸肩髎穴,每次15~20分钟。

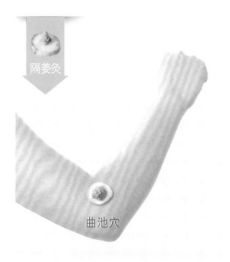

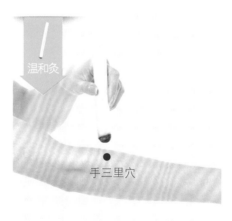

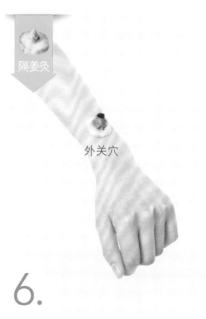

4.

曲池穴:隔姜灸曲池穴,每次5~7壮。

5.

手三里穴:温和灸手三里穴,每次15~20分钟。

6.

外关穴:隔姜灸外关穴,每次5~7壮。

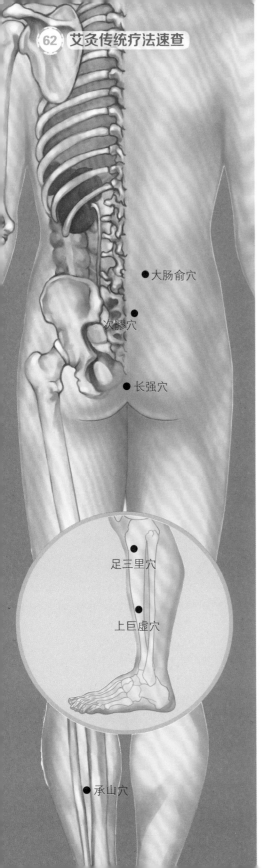

大肠俞穴

次髎穴

长强穴

足三里穴

上巨虚穴

承山穴

痔疮
排便时需专心

　　大便时无痛性、间歇性出血，肛周疼痛，肛门直肠坠痛，排便不畅，或排便时有物脱出，严重者不排便时也会流出分泌物，肛门及肛周皮肤出血、瘙痒。

关于痔疮，艾灸前需要知道的事

艾灸前准备和疗法

艾条 1~8 条；

姜片 1~8 片。

单个穴位艾灸 15~20 分钟；

每次选择 3~5 个穴位；

每天艾灸 1 次；

每个疗程时间 7 天。

不适症状

出血量增加。

急性期的痔疮，水肿严重、黏膜较薄，在艾灸的高温刺激下，黏膜破损、痔局部曲张的静脉很容易破裂出血。要注意艾灸的时间和温度。

快速取穴

长强穴：在尾骨端下，尾骨端与肛门连线中点处即是。

次髎穴：四指分别按于骶骨第 1 至第 4 骶椎棘突上，向外移 1 横指，此时中指所指的位置即为次髎穴。

大肠俞穴：两侧髂嵴高点连线与脊柱交点，旁开 2 横指处即是。

足三里穴：站位弯腰，同侧手虎口围住髌骨上外缘，余四指向下，中指指尖处。

承山穴：直立，小腿用力，在小腿的后面正中可见一"人"字纹，其上尖角凹陷处。

上巨虚穴：先找到足三里穴，向下量 4 横指，凹陷处即是。

痔疮的艾灸方法

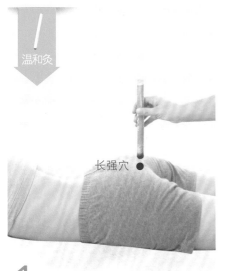

温和灸

长强穴

1.

长强穴： 温和灸长强穴，每次 20 分钟左右。（本图仅示意，灸时不隔衣）

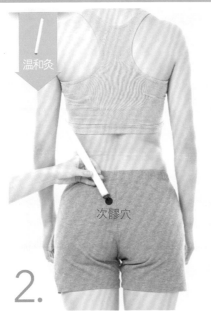

温和灸

次髎穴

2.

次髎穴： 温和灸次髎穴，每次 20 分钟左右。（本图仅示意，灸时不隔衣）

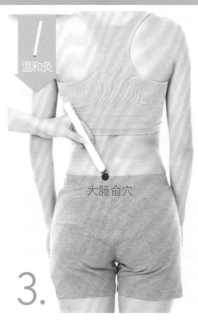

温和灸

大肠俞穴

3.

大肠俞穴： 温和灸大肠俞穴，每次 20 分钟左右。（本图仅示意，灸时不隔衣）

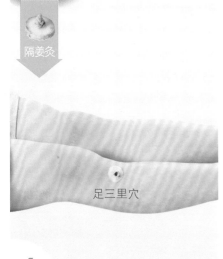

隔姜灸

足三里穴

4.

足三里穴： 隔姜灸足三里穴，每次 5~7 壮。

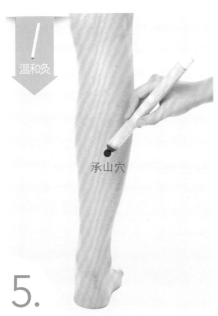

温和灸

承山穴

5.

承山穴： 温和灸承山穴，每次 15~20 分钟。

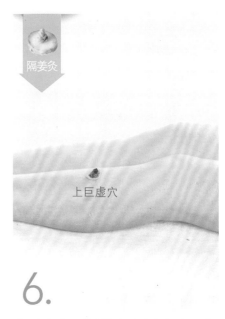

隔姜灸

上巨虚穴

6.

上巨虚穴： 隔姜灸上巨虚穴，每次 5~7 壮。

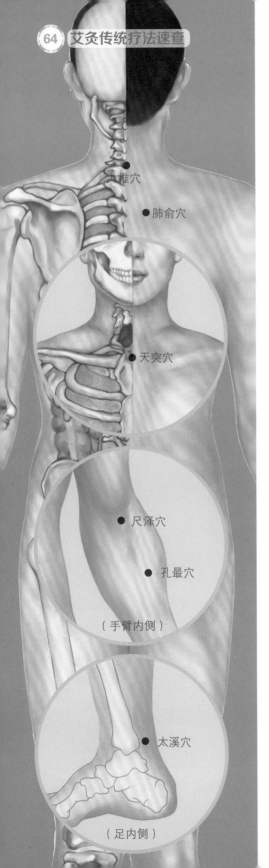

太椎穴

肺俞穴

天突穴

尺泽穴

孔最穴

（手臂内侧）

太溪穴

（足内侧）

扁桃体炎
保持口腔清洁

扁桃体炎有急性和慢性两种，主要症状为咽喉疼痛及不适，急性扁桃体炎还可伴有畏寒、发热、头痛等其他症状。

关于扁桃体炎，艾灸前需要知道的事

艾灸前准备和疗法

艾条 1~8 条。

单个穴位艾灸 5~10 分钟；

每次选择 3~5 个穴位；

每天艾灸 1 次；

每个疗程时间 3~4 天。

不适症状

上火发炎。

刚开始艾灸时，可能会有上火的现象，如果上火严重，可在大椎穴到肺俞穴之间刮痧或拔罐。还可以喝一点绿豆粥或煮白萝卜水，可以放一点蜂蜜，这些都可以祛火。

快速取穴

天突穴：仰卧，由喉结直下可摸到一凹窝，中央处即是。

尺泽穴：先找到肱二头肌肌腱，在其桡侧的肘横纹中取穴。

孔最穴：手臂前伸，于腕掌侧远端横纹处定太渊穴，太渊穴上 7 寸即是。

大椎穴：低头，颈背交界椎骨高突处椎体，下缘凹陷处即是。

肺俞穴：低头屈颈，颈背交界处椎骨高突向下推 3 个椎体，下缘旁开 2 横指处。

太溪穴：坐位垂足，由足内踝向后推至与跟腱之间凹陷处即是。

扁桃体炎的艾灸方法

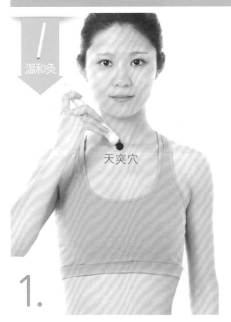

1.

天突穴：温和灸天突穴，每次 5~10 分钟。

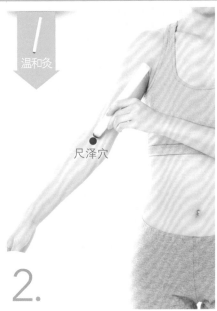

2.

尺泽穴：温和灸尺泽穴，每次 5~10 分钟。

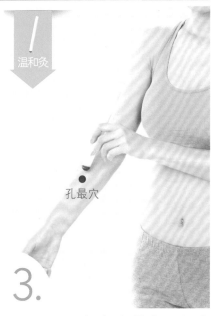

3.

孔最穴：温和灸孔最穴，每次 5~10 分钟。

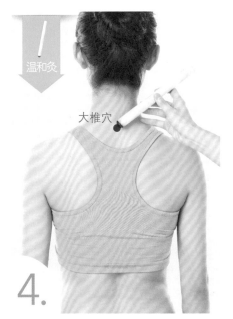

4.

大椎穴：温和灸大椎穴，每次 5~10 分钟。

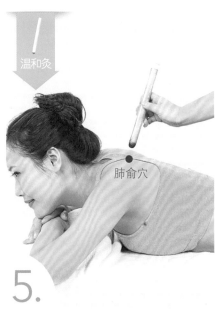

5.

肺俞穴：温和灸肺俞穴，每次 5~10 分钟。（本图仅示意，灸时不隔衣）

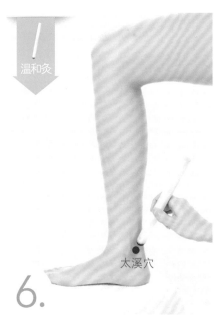

6.

太溪穴：温和灸太溪穴，每次 5~10 分钟。

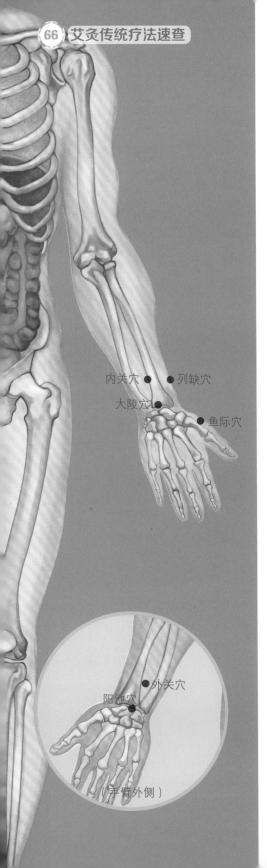

鼠标手
时常活动手腕

　　鼠标手又叫作"腕管综合征"，是最常见的周围神经卡压性疾患，其病理基础是正中神经在腕部的腕管内受卡压而引起手指麻木和功能障碍。

关于鼠标手，艾灸前需要知道的事

艾灸前准备和疗法

艾条 1~8 条；

姜片 1~8 片。

单个穴位艾灸 10~15 分钟；

每次选择 3~5 个穴位；

每天艾灸 1 次；

每个疗程时间 3~4 天。

不适症状

手腕发冷。

可能是由于艾灸时艾条离得较远或者火力较弱，这时可离得近一些或换用粗一些的艾条。

快速取穴

内关穴：从腕横纹向上 3 横指，两索状筋之间即是。

鱼际穴：手掌大鱼际隆起处，外侧第 1 掌骨中点赤白肉际处。

列缺穴：两手虎口相交，一手食指压另一手桡骨茎突上，食指尖到达处即是。

大陵穴：微屈腕握拳，在腕横纹上，两条索状大筋之间即是。

阳池穴：抬臂垂腕，背面，由第 4 掌骨向上推至腕关节横纹，可触及凹陷处。

外关穴：抬臂俯掌，掌腕背横纹中点直上 3 横指，前臂两骨之间的凹陷处。

鼠标手的艾灸方法

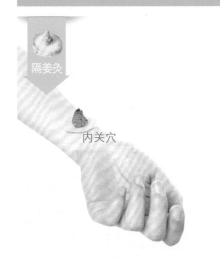

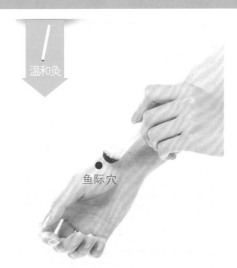

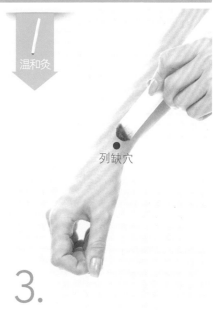

1.
内关穴: 隔姜灸内关穴,每次3~5壮。

2.
鱼际穴: 温和灸鱼际穴,每次10~15分钟。

3.
列缺穴: 温和灸列缺穴,每次10~15分钟。

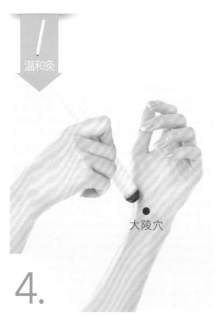

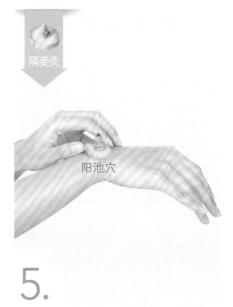

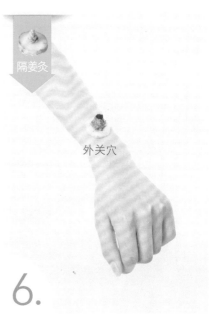

4.
大陵穴: 温和灸大陵穴,每次10~15分钟。

5.
阳池穴: 隔姜灸阳池穴,每次10~15分钟。

6.
外关穴: 隔姜灸外关穴,每次3~5壮。

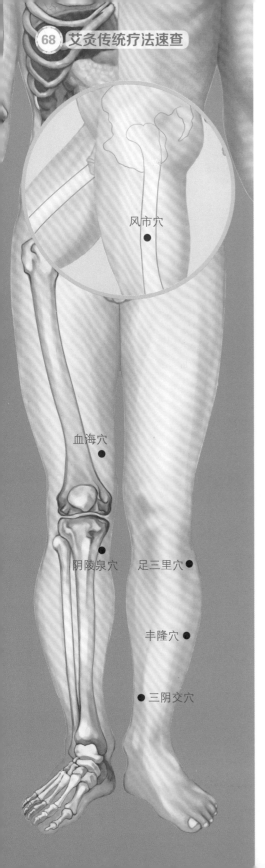

风市穴

血海穴

阴陵泉穴　足三里穴●

丰隆穴●

●三阴交穴

荨麻疹
保持皮肤清洁

　　自觉瘙痒，皮肤表面突然出现大小不等的风团、潮红斑，常成批出现，数小时后迅速消退，且消退后不留痕迹。

关于荨麻疹，艾灸前需要知道的事

艾灸前准备和疗法

艾条 1~8 条；
姜片 1~8 片。
单个穴位艾灸 5~10 分钟；
每次选择 4 个穴位；
每天艾灸 1 次；
每个疗程时间 5 天。

不适症状

出现红疹。
这些红疹跟艾灸的其他反应一样，都是艾灸时进入体内的温阳之气在驱赶邪气的表现，等其自然消退即可。

快速取穴

风市穴：直立垂手指，手掌并拢伸直，中指尖处即是。

血海穴：屈膝90°，手掌伏于膝盖骨上，大拇指与四指成45°，大拇指尖处。

阴陵泉穴：食指沿小腿内侧骨内缘向上推，抵膝关节下，胫骨向内上弯曲凹陷处。

丰隆穴：先找到条口穴，向后量 1 横指，按压有沉重感处即是。

三阴交穴：正坐或仰卧，胫骨内侧面后缘，内踝尖直上 4 横指。

足三里穴：站位弯腰，同侧手虎口围住髌骨上外缘，余四指向下，中指指尖处。

荨麻疹的艾灸方法

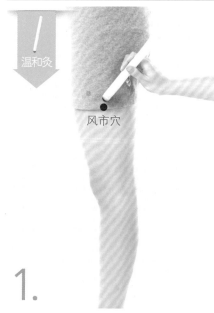

温和灸

风市穴

1.

风市穴： 温和灸风市穴，每次 5~10 分钟。（本图仅示意，灸时不隔衣）

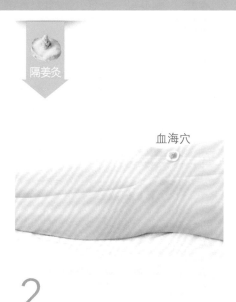

隔姜灸

血海穴

2.

血海穴： 隔姜灸血海穴，每次 3~5 壮。

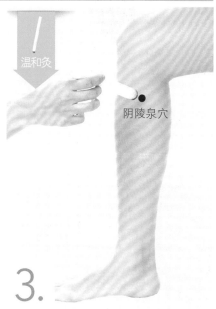

温和灸

阴陵泉穴

3.

阴陵泉穴： 温和灸阴陵泉穴，每次 5~10 分钟。

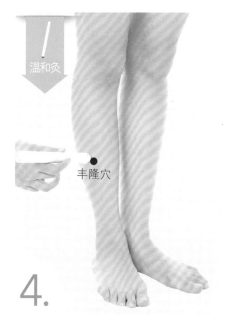

温和灸

丰隆穴

4.

丰隆穴： 温和灸丰隆穴，每次 5~10 分钟。

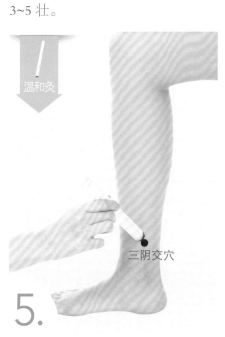

温和灸

三阴交穴

5.

三阴交穴： 温和灸三阴交穴，每次 5~10 分钟。

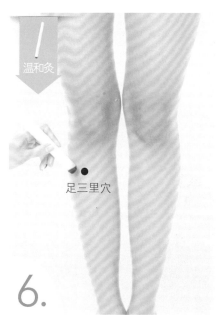

温和灸

足三里穴

6.

足三里穴： 温和灸足三里穴，每次 5~10 分钟。

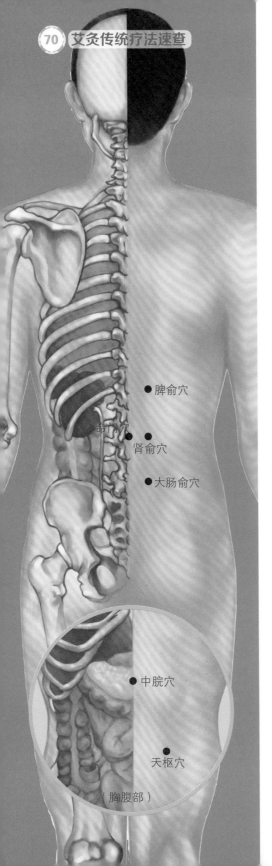

腹泻
饮食需节制

　　腹泻是因饮食不节或肠胃受湿热等感染而引起的，分急性和慢性两种。其主要表现为排便频繁，大便溏薄或带有脓血，大便泻出如水样。

关于腹泻，艾灸前需要知道的事

艾灸前准备和疗法	不适症状
艾条 1~8 条； 姜片 1~8 片。 单个穴位艾灸 15~20 分钟； 每次选择 3~5 个穴位； 每天艾灸 1 次； 每个疗程时间 3~5 天。	口干舌燥。 出现口干舌燥是因为体内阴阳正在调和的表现。初次艾灸，输入人体内的阳气还较少，阳不胜阴，此时多喝点白开水，可缓解不适症状。

快速取穴

脾俞穴：肚脐水平线与脊柱相交椎体处，往上推 3 个椎体，正中线旁开 2 横指处。

肾俞穴：肚脐水平线与脊柱相交椎体处，正中线旁开 2 横指处即是。

命门穴：肚脐水平线与后正中线交点，按压有凹陷处即是。

大肠俞穴：两侧髂嵴高点连线与脊柱交点，旁开 2 横指处即是。

中脘穴：在上腹部，正中线上，肚脐往上 5 横指处即是。

天枢穴：仰卧，肚脐旁开 3 横指，按压有酸胀感处即是。

●脾俞穴

●命门穴

●肾俞穴

●大肠俞穴

●中脘穴

●天枢穴

（胸腹部）

腹泻的艾灸方法

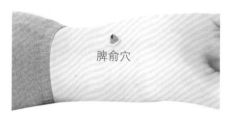

1.

脾俞穴： 隔姜灸脾俞穴，每次 3~5 壮。

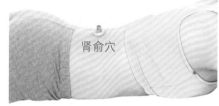

2.

肾俞穴： 隔姜灸肾俞穴，每次 3~5 壮。

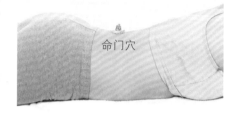

3.

命门穴： 隔姜灸命门穴，每次 3~5 壮。

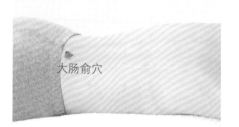

4.

大肠俞穴： 隔姜灸大肠俞穴，每次 3~5 壮。

5.

中脘穴： 隔姜灸中脘穴，每次 3~5 壮。

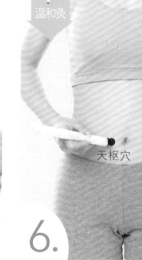

6.

天枢穴： 温和灸天枢穴，每次 15~20 分钟。

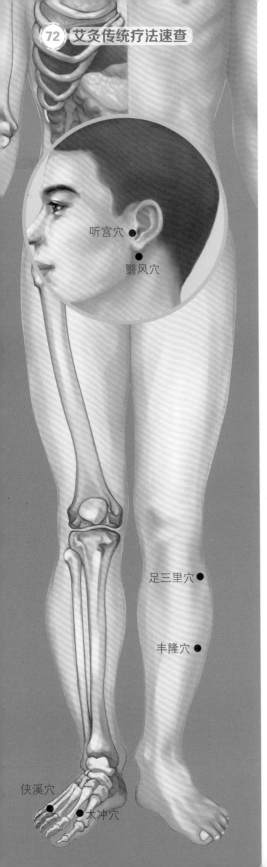

听宫穴

翳风穴

足三里穴

丰隆穴

侠溪穴

太冲穴

耳鸣
注意适当休息

耳鸣是耳内持续性或阵发性鸣响，安静时更甚。常伴有头晕眼花、身体疲倦等。

关于耳鸣，艾灸前需要知道的事

艾灸前准备和疗法

艾条 1~8 条；

姜片 1~8 片。

单个穴位艾灸 5~10 分钟；

每次选择 3~5 个穴位；

每天艾灸 1 次；

每个疗程时间 3~5 天。

不适症状

身体乏力。

这是因为被灸者体质较差，阳气进入体内后，使人体血液流动加速，故容易产生疲倦感。平时要注意保护听力，不要长时间使用耳机，声音也不要过大。

快速取穴

听宫穴：微张口，耳屏与颞下颌关节之间凹陷处即是。

翳风穴：头偏向一侧，将耳垂下压，所覆盖范围中的凹陷处即是。

侠溪穴：坐位，在足背部第 4、5 两趾之间连接处的缝纹头处即是。

太冲穴：足背，沿第 1、2 趾间横纹向足背上推，可感有一凹陷处即是。

足三里穴：站位弯腰，同侧手虎口围住髌骨上外缘，余四指向下，中指指尖处。

丰隆穴：先找到条口穴，向后量 1 横指，按压有沉重感处即是。

耳鸣的艾灸方法

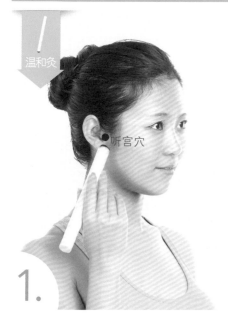

温和灸

1.

听宫穴： 温和灸听宫穴，每次 5~10 分钟。

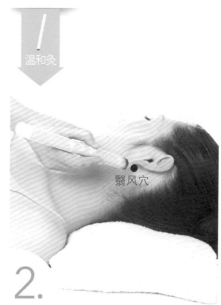

温和灸

2.

翳风穴： 温和灸翳风穴，每次 5~10 分钟。

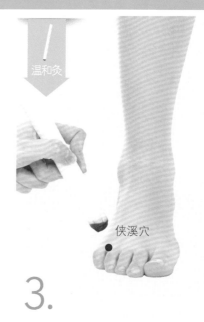

温和灸

3.

侠溪穴： 温和灸侠溪穴，每次 5~10 分钟。

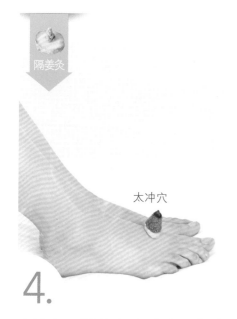

隔姜灸

4.

太冲穴： 隔姜灸太冲穴，每次 2~3 壮。

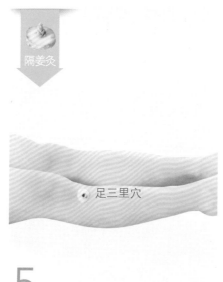

隔姜灸

5.

足三里穴： 隔姜灸足三里穴，每次 2~3 壮。

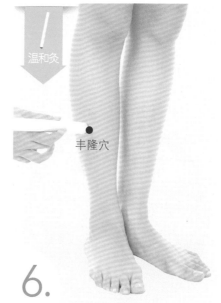

温和灸

6.

丰隆穴： 温和灸丰隆穴，每次 5~10 分钟。

胆囊炎

表现为腹胀，上腹部或右上腹部不适，或持续性钝痛，消化不良，胃部灼热。进食油脂类食物后，症状会有所加重，若是急性发作，还会伴有恶心、发热等症状。

艾灸小贴士
- 艾灸 10~15 分钟。
- 每日 1 次。

不适症状
- 艾灸后有沉重无力感。体内湿气重，气血不畅，经络不通的人灸后会有这种现象，是湿气蠕动，正在排出的表现。

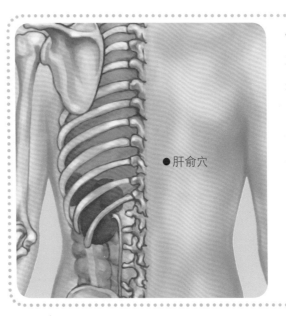

●肝俞穴

快速取穴：肩胛骨下角水平连线与脊柱相交处，下推 2 个椎体，正中线旁开 2 横指处。

主治：胆囊炎，急性胃肠炎，急、慢性肝炎，咯血，腰背痛。

**中医
教你这样做**

按揉肝俞穴 200 次，可治咳嗽、口苦。

艾灸疗法：患者取俯卧位，露出穴位皮肤。施灸者站在患者身体一侧，点燃艾条，对准肝俞穴，距离皮肤 3~5 厘米施灸。使患者有温热感而无灼痛感为宜。灸 10~15 分钟，至皮肤出现红晕，每日 1 次。

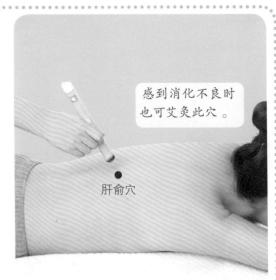

感到消化不良时也可艾灸此穴。

肝俞穴

脱肛

　　轻者便后有黏膜自肛门脱出，便后可自行还纳；之后渐渐不能自行复位，需用手上托或卧床休息才能回纳，并可伴有肛周皮肤瘙痒、腰骶及腹部坠胀酸痛。

艾灸小贴士

● 艾灸 10~15 分钟。

● 每日 1 次。

不适症状

● 四肢酸痛、疲劳、嗜睡。体内有湿气，困阻经脉不畅，由不通到通的过程中出现假疲劳现象，需要减少灸量，继续灸。

中医教你这样做

可配关元穴、气海穴、腰阳关穴、承山穴一起艾灸。

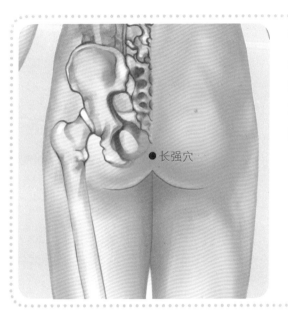

快速取穴： 在尾骨端下，尾骨端与肛门连线中点处即是。

主治： 泄泻，便秘，便血，痔疮，脱肛，女阴瘙痒，白带过多，阴囊湿疹。

艾灸疗法： 患者取俯卧位，露出穴位皮肤。施灸者站在患者身体一侧，点燃艾条，对准长强穴，距离皮肤 3~5 厘米施灸。使患者有温热感而无灼痛感为宜。灸 10~15 分钟，至皮肤出现红晕；每日 1 次。（此图仅为示意，艾灸不隔衣）

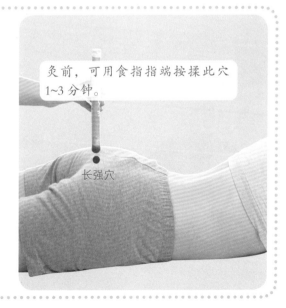

灸前，可用食指指端按揉此穴 1~3 分钟。

长强穴

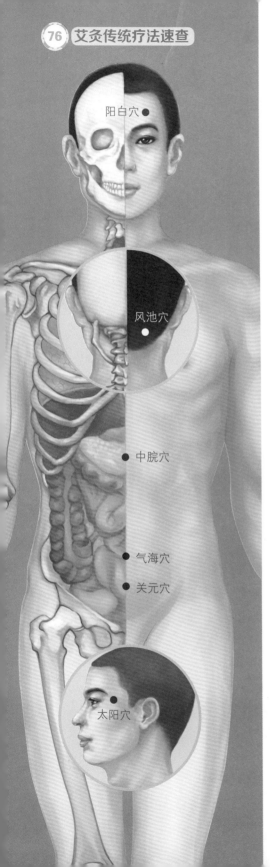

阳白穴

风池穴

中脘穴

气海穴

关元穴

太阳穴

眼睑下垂
不宜过度用眼

眼睑下垂通常是指上眼睑下垂，表现为上眼睑部分或全部不能上提，致上眼睑下缘遮盖角膜上缘过多，重者完全遮住瞳孔而无法视物。

关于眼睑下垂，艾灸前需要知道的事

艾灸前准备和疗法

艾条 1~8 条；

姜片 1~8 片。

单个穴位艾灸 3~15 分钟；

每次选择 4 个穴位；

每天艾灸 1 次；

每个疗程时间 3 天。

不适症状

面部皮肤发红。

艾灸时艾条离皮肤较近造成皮肤过度被灼伤所致，将艾条离远或者换细一些的艾条。

快速取穴

阳白穴：	正坐，眼向前平视，自瞳孔直上眉上 1 横指处即是。
太阳穴：	眉梢与目外眦连线中点向后 1 横指，触及一凹陷处即是。
风池穴：	正坐，后头骨下两条大筋外缘陷窝中，与耳垂齐平处即是。
中脘穴：	在上腹部，正中线上，肚脐往上 5 横指处即是。
气海穴：	在下腹部，正中线上，肚脐中央向下 2 横指处即是。
关元穴：	在下腹部，正中线上，肚脐中央向下 4 横指处即是。

眼睑下垂的艾灸方法

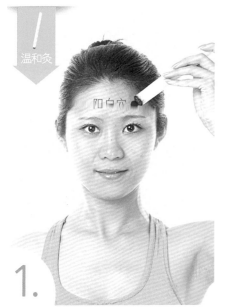

1.

阳白穴： 温和灸阳白穴，每次 3~5 分钟。

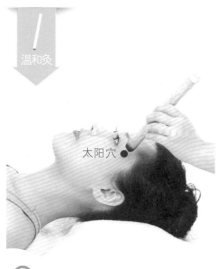

2.

太阳穴： 温和灸太阳穴，每次 3~5 分钟。

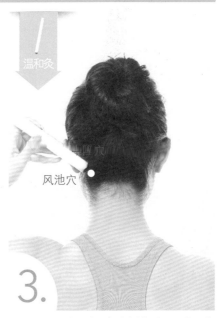

3.

风池穴： 温和灸风池穴，每次 10~15 分钟。

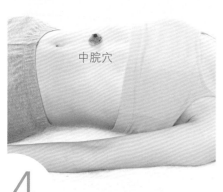

4.

中脘穴： 隔姜灸中脘穴，每次 5~7 壮。

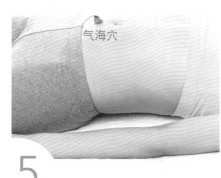

5.

气海穴： 艾炷灸气海穴，每次 5~7 壮。

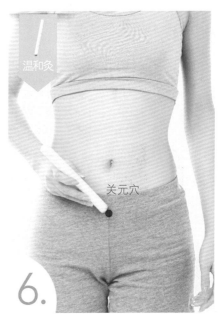

6.

关元穴： 温和灸关元穴，每次 10~15 分钟。（本图仅示意，灸时不隔衣）

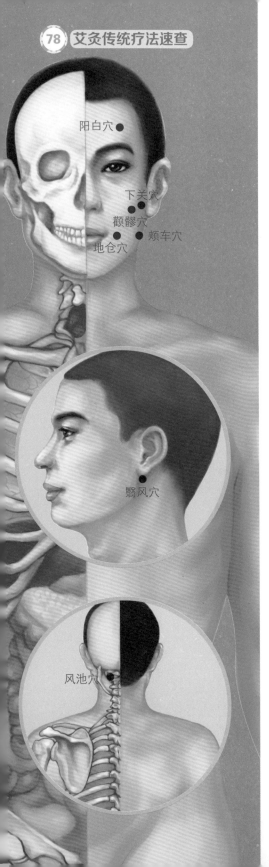

阳白穴
下关穴
颧髎穴
颊车穴
地仓穴
翳风穴
风池穴

面瘫
注意不要受凉

发作较突然，一般为早晨刷牙时突然发现一侧面部不灵活，口角歪斜，不能皱眉、闭眼，食物易滞留于病侧齿颊之间。

关于面瘫，艾灸前需要知道的事

艾灸前准备和疗法

艾条 1~8 条。

单个穴位艾灸 3~5 分钟；

每次选择 4 个穴位；

每天艾灸次数 1 次；

每个疗程时间 3 天。

不适症状

口干燥，咽痒咽疼。

说明上焦有寒邪或气血阻滞，灸后正气祛邪外出的过程容易出现这些排毒反应。

快速取穴

翳风穴：头偏向一侧，将耳垂下压，所覆盖范围中的凹陷处即是。

颧髎穴：在面部，颧骨最高点下缘凹陷处即是。

颊车穴：上下牙关咬紧时，隆起的咬肌高点，按之凹陷处。

阳白穴：正坐，眼向前平视，自瞳孔直上眉上 1 横指处即是。

风池穴：正坐，后头骨下两条大筋外缘陷窝中，与耳垂齐平处即是。

地仓穴：轻闭口，举两手，用食指指甲垂直下压唇角外侧两旁即是。

面瘫的艾灸方法

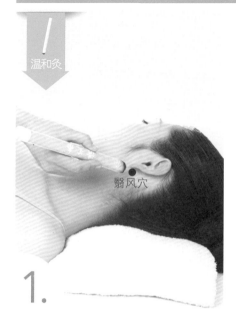

温和灸

翳风穴

1.

翳风穴： 温和灸翳风穴，每次3~5分钟。

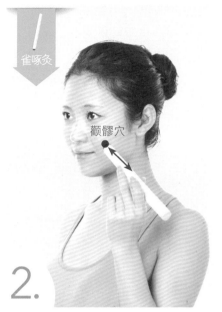

雀啄灸

颧髎穴

2.

颧髎穴： 雀啄灸颧髎穴，每次3~5分钟。

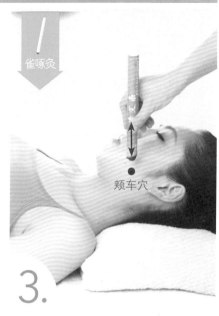

雀啄灸

颊车穴

3.

颊车穴： 雀啄灸颊车穴，每次3~5分钟。

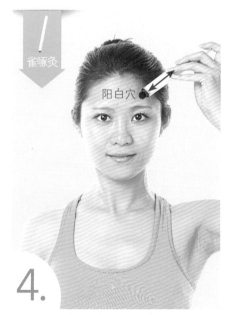

雀啄灸

阳白穴

4.

阳白穴： 雀啄灸阳白穴，每次3~5分钟。

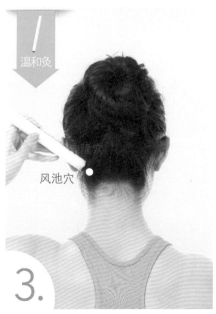

温和灸

风池穴

3.

风池穴： 温和灸风池穴，每次3~5分钟。

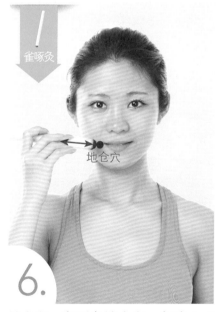

雀啄灸

地仓穴

6.

地仓穴： 雀啄灸地仓穴，每次3~5分钟。

白癜风

　　局部皮肤色素不均，通常会出现白斑，之后会逐渐扩大，形成大小不等的圆形或椭圆形白色斑点，且无痛痒等感觉。

艾灸小贴士
- 艾灸 10~15 分钟。
- 每日 1 次。

不适症状
- 使皮肤发红。
  由于没有控制好火力或者艾灸距离过近造成使皮肤被过度灼伤。

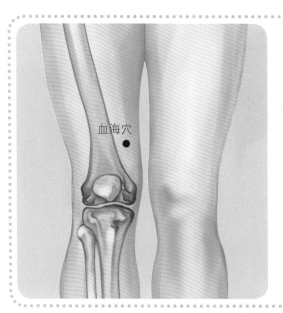

血海穴

快速取穴： 屈膝 90°，手掌伏于膝盖骨上，大拇指与四指成 45°，大拇指尖处。

主治： 白癜风，痛经，崩漏，膝关节痛，荨麻疹，皮肤瘙痒。

中医教你这样做

气滞血瘀和肝肾不足是本病的关键，艾灸能够活血化瘀、调补肝肾，促进皮肤的正常生长。

艾灸疗法： 患者取坐位，露出穴位皮肤。施灸者站在患者身体一侧，点燃艾条，对准血海穴，距离皮肤 3~5 厘米施灸。使患者有温热感而无灼痛感为宜。灸 10~15 分钟，至皮肤出现红晕，每日 1 次。可配风池穴、风府穴、大椎穴、合谷穴一起艾灸。

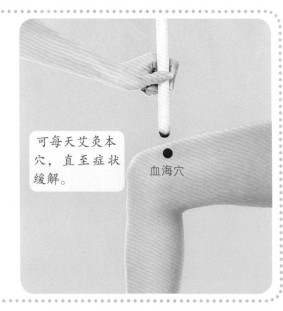

可每天艾灸本穴，直至症状缓解。

血海穴

斑秃

头部突然出现一个或多个圆形或椭圆形区域脱发，且脱发部位头皮正常，无炎症及自觉症状，多为无意中发现。

艾灸小贴士

● 艾灸 10~15 分钟。

● 每日 1 次。

不适症状

● 腰酸腰凉，尿量增加，尿色有变化。

因为艾灸后鼓动肾气，会促进体内代谢产物排出。

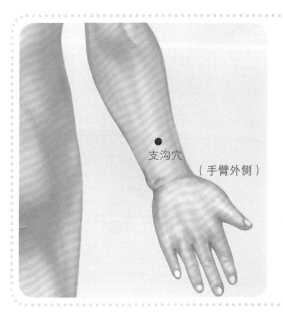

支沟穴
（手臂外侧）

快速取穴：抬臂俯掌，掌腕背横纹中点直上 4 横指，前臂两骨之间的凹陷处。

主治：斑秃，胸胁痛，便秘，闭经，心绞痛，上肢麻痹。

中医教你这样做

按揉支沟穴 200 次，可治偏头痛。

艾灸疗法：患者取坐位，露出穴位皮肤。施灸者站在患者身体一侧，点燃艾条，对准支沟穴，距离皮肤 3~5 厘米施灸。使患者有温热感而无灼痛感为宜。灸 10~15 分钟，至皮肤出现红晕，每日 1 次。

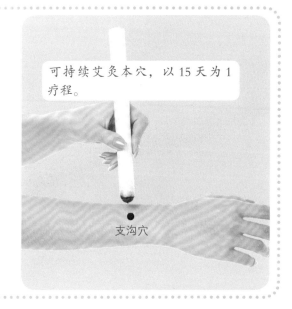

可持续艾灸本穴，以 15 天为 1 疗程。

支沟穴

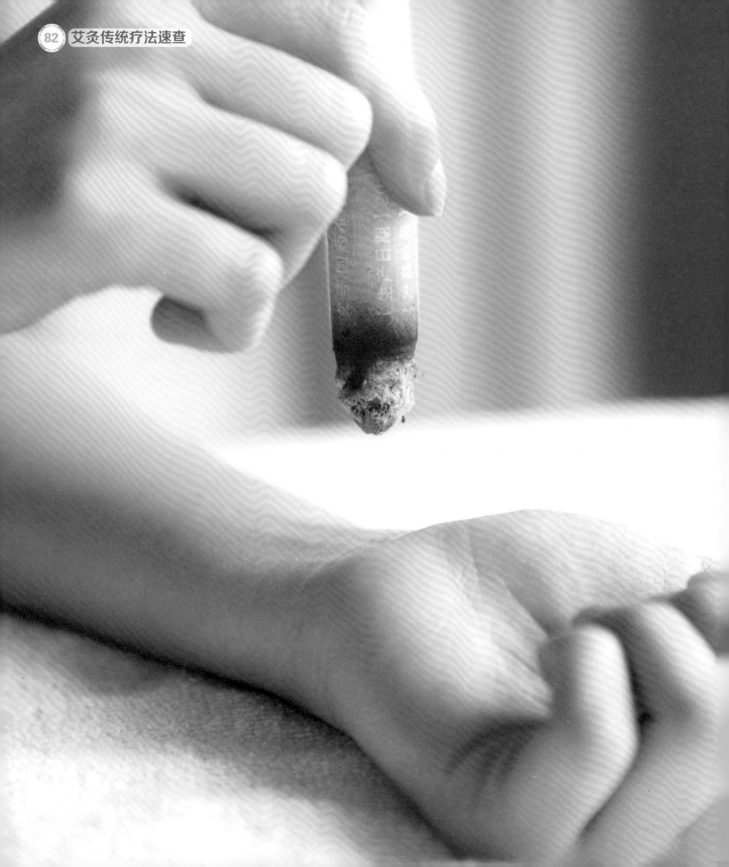

第四章
用艾灸给中老年人加把火

高血压、冠心病、高脂血症……这些病痛常常缠着中老年人，甚至会严重影响中老年人的生活品质。若按照正确方法坚持艾灸，可对中老年常见病症有一定缓解作用。

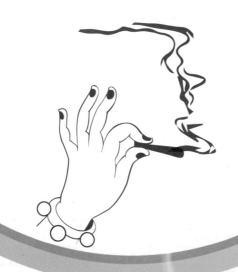

高血压

高血压早期和晚期的临床表现有所不同，早期主要表现为头晕头痛、耳鸣、心悸、失眠多梦、面色潮红、记忆力减退等；晚期常会出现心、脑、肾等器质性损害。

艾灸小贴士
- 艾灸 8~20 分钟。
- 每日 1 次。

不适症状
- 口干舌燥。

这是艾灸的一种反应，表明阴阳正在调整，阳不胜阴，这时要多喝白开水或者小米汤。

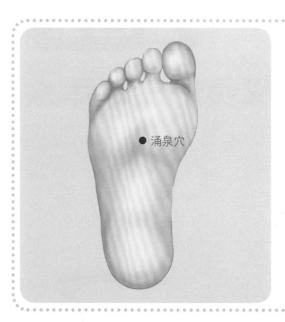

涌泉穴

快速取穴： 蜷足，足底前 1/3 处可见有一凹陷处，按压有酸痛感处即是。

主治： 癫痫，头痛，头晕，咳嗽，咽喉肿痛，足心热，失眠，子宫下垂，高血压。

中医教你这样做

用力按揉涌泉穴200次，可治疗头晕、小便不利。可配伍太冲穴、曲池穴、合谷穴、肝俞穴、肾俞穴一起艾灸。

艾灸疗法： 本穴采用温和灸。让患者取卧位或坐位，脱去鞋袜，露出足底。手持点燃艾条，对准穴位，距离皮肤 3~5 厘米处施灸。灸 8~20 分钟，至患者局部皮肤出现红晕为宜。

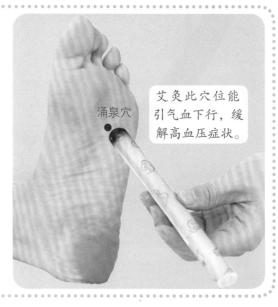

涌泉穴

艾灸此穴位能引气血下行，缓解高血压症状。

冠心病

　　冠心病急性发作期应及时就诊，缓解期可配合艾灸，防止急性发作。胸部出现压榨性疼痛，疼痛可放射至颈、颌、手臂及胃部，同时可伴有眩晕、气促、出汗、寒战、恶心、昏厥等症状，严重者可因心力衰竭而死亡。

艾灸小贴士

- 艾灸 10~15 分钟。
- 每日 1 次。

不适症状

- 疲倦失眠。

　　这是因为被灸者体质较差，阳气进入体内后，使人体血液流动加速，故容易产生疲倦感。

中医教你这样做

按揉心俞穴 200 次，可治心痛、心悸。可配伍厥阴俞穴、膻中穴、内关穴、劳宫穴、三阴交穴一起艾灸。

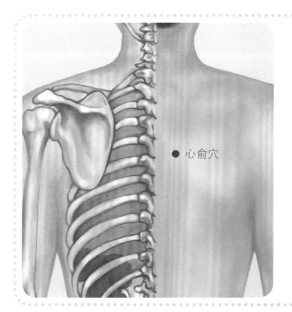

快速取穴：肩胛骨下角水平连线与脊柱相交处，上推 2 个椎体，正中线旁开 2 横指处。

主治：冠心病，心痛，呕吐不食，咳嗽，肩背痛，盗汗。

心俞穴

艾灸疗法：本穴采用艾盒灸。让患者取俯卧位，露出穴位皮肤。将艾灸盒放在穴位处，再将点燃的艾条放入艾灸盒，对准穴位。至皮肤出现红晕、患者有温热感而无灼痛感为宜。灸 10~15 分钟，每日 1 次。

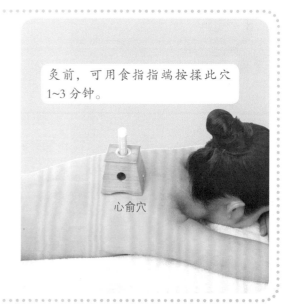

灸前，可用食指指端按揉此穴 1~3 分钟。

心俞穴

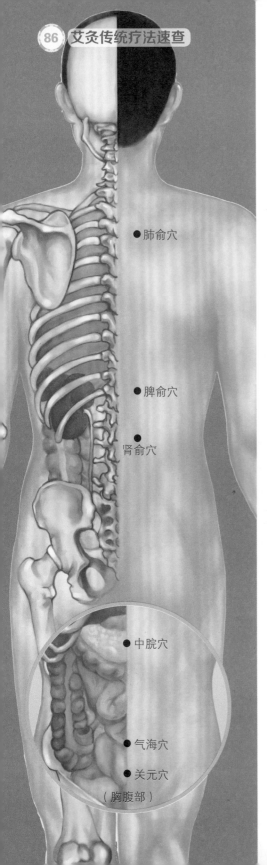

糖尿病
日常饮食需忌口

　　大多数糖尿病患者有多尿、多食、多饮、疲乏无力、形体消瘦的症状，此外还可伴有皮肤瘙痒、出汗异常、视力模糊、肢体麻木、皮肤感染、伤口难以愈合等症状。

关于糖尿病，艾灸前需要知道的事

艾灸前准备和疗法

艾条 1~8 条；

姜片 1~8 片。

单个穴位艾灸 10~15 分钟；

每次选择 3 个穴位；

每天艾灸 1 次；

每个疗程时间 15 天。

不适症状

皮肤出现水疱。

糖尿病往往并发神经病变，对温度往往感觉比较迟钝,容易造成灼伤。艾灸时要注意皮肤表面的变化,皮肤微微发红、发烫即可。

快速取穴

脾俞穴：肚脐水平线与脊柱相交椎体处，往上推 3 个椎体，正中线旁开 2 横指处。

肾俞穴：肚脐水平线与脊柱相交椎体处，正中线旁开 2 横指处即是。

肺俞穴：低头屈颈,颈背交界处椎骨高突向下推3个椎体,下缘旁开2横指处。

气海穴：在下腹部，正中线上，肚脐中央向下 2 横指处即是。

中脘穴：在上腹部，正中线上，肚脐往上 5 横指处即是。

关元穴：在下腹部，正中线上，肚脐中央向下 4 横指处即是。

糖尿病的艾灸方法

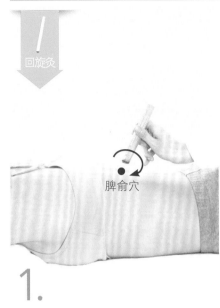

回旋灸

脾俞穴

1.

脾俞穴：回旋灸脾俞穴，每次
10~15 分钟。

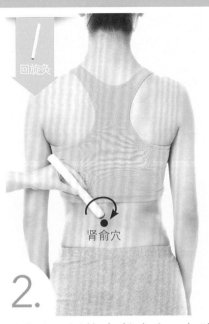

回旋灸

肾俞穴

2.

肾俞穴：回旋灸肾俞穴，每次
10~15 分钟。

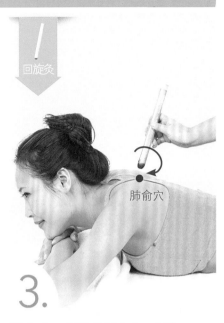

回旋灸

肺俞穴

3.

肺俞穴：回旋灸肺俞穴，每次 10~15
分钟。（本图仅示意，灸时不隔衣）

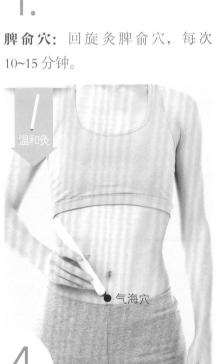

温和灸

气海穴

4.

气海穴：温和灸气海穴，每次
10~15 分钟。

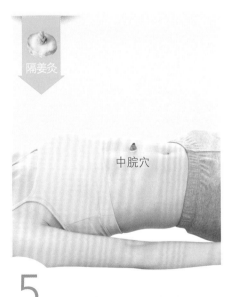

隔姜灸

中脘穴

5.

中脘穴：隔姜灸中脘穴，每次
3~5 壮。

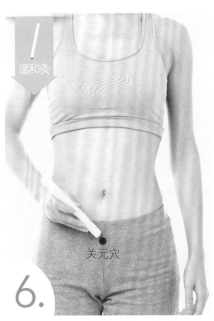

温和灸

关元穴

6.

关元穴：温和灸关元穴，每次 10~15
分钟。（本图仅示意，灸时不隔衣）

高脂血症

大部分高脂血症患者属于继发性高脂血症，多因糖尿病、胆管阻塞、肥胖症等病而起。且多数患者并无明显临床症状，大多是在血液化验时被发现的。

艾灸小贴士

- 艾炷 3~5 壮。
- 艾灸 10~15 分钟。
- 每日 1 次。

不适症状

- 大便干燥，排便不畅。

  可能是由于艾灸的过程中没有补充水分，造成水液被吸收，致便干难排，需多补充水分和蔬果。

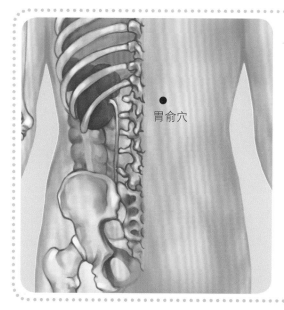

快速取穴：肚脐水平线与脊柱相交椎体处，往上推 2 个椎体，正中线旁开 2 横指处即是。

主治：高脂血症，胃脘痛，呕吐，胃肠炎，痢疾，小儿疳积。

中医教你这样做

还可配伍关元穴、脾俞穴、天枢穴、丰隆穴、阴陵泉穴一起艾灸。

艾灸疗法：本穴采用隔姜灸。把鲜生姜切成 0.2~0.5 厘米厚的薄片，用消毒针扎数个小孔。让患者取俯卧位，把姜片放在胃俞穴上。把艾炷放在姜片中心，点燃艾炷施灸。每次灸 3~5 壮。

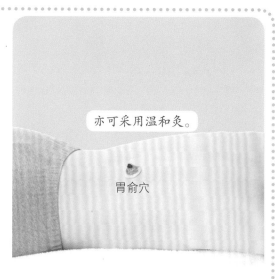

亦可采用温和灸。

胃俞穴

脑卒中

脑卒中多因气血逆乱、脑脉痹阻，或血溢于脑所致，包括脑梗塞、脑栓塞和脑出血等，表现为一侧上下肢瘫痪无力、行动困难、口眼歪斜、口角流涎、意识不清等。

艾灸小贴士

● 艾灸 10~15 分钟。

● 每日 1 次。

不适症状

● 流眼泪。

出现流眼泪的情况，可能是由于艾条质量不合格致烟气过大，或是艾灸的方式不正确。

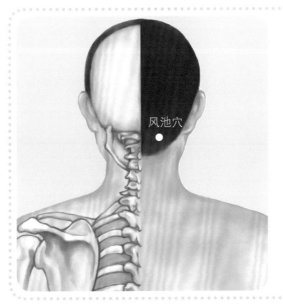

快速取穴： 正坐，后头骨下两条大筋外缘陷窝中，与耳垂齐平处即是。
主治： 外感发热，颈椎病，落枕，肩周炎，荨麻疹。

中医教你这样做

还可配伍足三里穴、悬钟穴、阳陵泉穴、百会穴、肾俞穴、关元穴一起艾灸。

艾灸疗法： 让患者露出穴位皮肤。施灸者将艾条的一端点燃，对准穴位，距离皮肤 3~5 厘米艾灸风池穴，以皮肤有温热感但无灼痛感为宜。灸 10~15 分钟，每日 1 次。

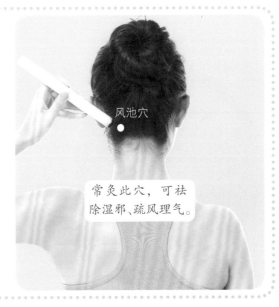

常灸此穴，可祛除湿邪、疏风理气。

骨质疏松

骨质疏松症是由多种原因导致的骨密度和骨质量下降，骨微结构破坏，造成骨脆性增加，从而容易发生骨折的全身性骨病。

艾灸小贴士
- 艾灸盒1盒。
- 艾灸15~20分钟。
- 每日1次。

不适症状
- 出现灸疱。

 艾灸过程中，可能出现一些水疱样的灸疱，无须担心。

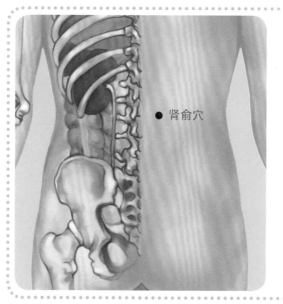

● 肾俞穴

快速取穴： 肚脐水平线与脊柱相交椎体处，正中线旁开2横指处即是。

主治： 骨质疏松症，腰腿痛，水肿，遗精，阳痿，月经不调，小便不利。

**中医
教你这样做**

还可配伍肝俞穴、关元穴、气海穴、足三里穴、阳陵泉穴一起艾灸。

艾灸疗法： 本穴采用艾盒灸。让患者取俯卧位，脱去衣物。将艾灸盒放在穴位处，再将点燃的艾条放入艾灸盒，对准穴位。使患者有温热感而无灼痛感为宜。灸15~20分钟，至皮肤出现红晕为宜；每日1次。

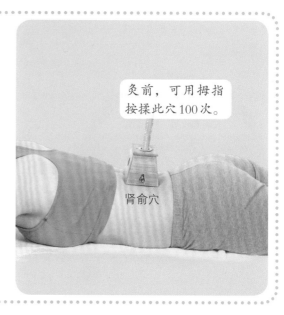

灸前，可用拇指按揉此穴100次。

肾俞穴

老年性白内障

主要表现为视力减退、视物模糊，有怕光、看物体颜色变暗甚至重影等症状。易发人群为40岁以上的中老年人。

艾灸小贴士

- 艾炷3壮。
- 每日1次。

不适症状

- 出现灸疱。
  艾灸过程中，有时可能出现一些水疱样的灸疱，这一般是灸疗中的正常现象。大多任其自然吸收即可。

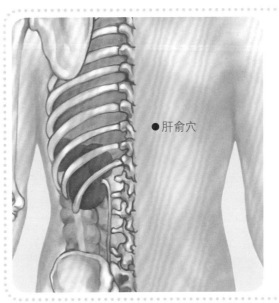

●肝俞穴

快速取穴： 肩胛骨下角水平连线与脊柱相交处，下推2个椎体，正中线旁开2横指处。

主治： 老年性白内障，急性胃肠炎，急、慢性肝炎，咯血，腰背痛。

中医教你这样做

可配伍印堂穴、四白穴、太阳穴、风池穴、太溪穴一起艾灸。

艾灸疗法： 让患者取俯卧位，露出穴位皮肤，在肝俞穴上直接放置小艾炷，点燃艾炷施灸。至艾炷烧近皮肤，患者有微热感或轻微灼痛感时用镊子移走艾炷，换下一壮继续灸。每次灸3壮，至皮肤潮红为宜。

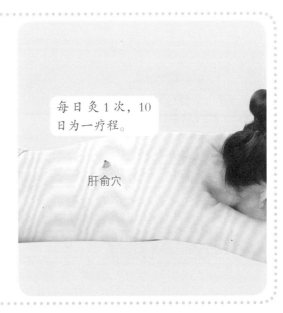

每日灸1次，10日为一疗程。

肝俞穴

阿尔茨海默症

阿尔茨海默症是一种病因未明的原发性退行性脑部疾病。临床上以记忆障碍、失语、失用、失认、视空间能力损害、执行功能障碍以及人格和行为改变等全面性认知障碍表现为特征。

艾灸小贴士

● 每日 1 次。

● 每个疗程时间 10 天。

不适症状

● 出现红疹。

是艾灸时进入体内的温阳之气在驱赶邪气的表现，等其自然消退即可。

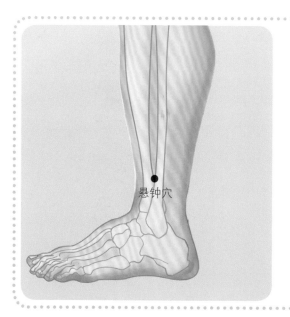

快速取穴： 外踝尖直上 4 横指处，腓骨前缘处即是。

主治： 阿尔茨海默症，颈项僵硬，半身不遂，腰扭伤，落枕，高血压。

中医教你这样做

可配合天枢穴、肝俞穴、肾俞穴、关元穴、足三里穴一起艾灸。

艾灸疗法： 患者取坐位，露出穴位皮肤。施灸者站在患者身体一侧，点燃艾条，对准悬钟穴，距离皮肤 3~5 厘米施灸。使患者有温热感而无灼痛感为宜。灸 10~15 分钟，至皮肤出现红晕为宜，每日 1 次。

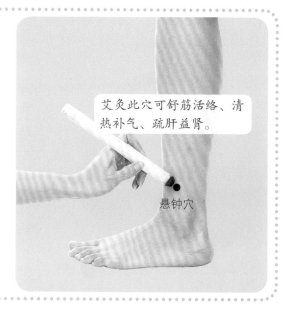

艾灸此穴可舒筋活络、清热补气、疏肝益肾。

悬钟穴

心律失常

心律失常是由于窦房结激动异常或激动产生于窦房结以外，激动的传导缓慢、阻滞或经异常通道传导，即心脏活动的起源和（或）传导障碍导致心脏搏动的频率和（或）节律异常。

艾灸小贴士

- 艾炷 5~7 壮。
- 姜片 2 片。
- 每日 1~2 次。
- 每个疗程时间 10 天。

不适症状

- 出现红疹。
  是艾灸时进入体内的温阳之气在驱赶寒邪的表现，等其自然消退即可。

中医教你这样做

可配合膻中穴、内关穴、郄门穴、心俞穴一起艾灸。

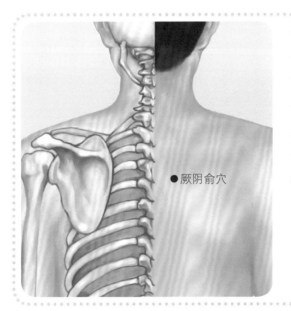

快速取穴：低头屈颈，颈背交界处椎骨高突向下推 4 个椎体，下缘旁开 2 横指处。

主治：心律失常，胃脘部疼痛，呕吐，心痛，心悸，胸闷。

●厥阴俞穴

艾灸疗法：本穴采用隔姜灸。把鲜生姜切成 0.3~0.5 厘米厚的薄片，用消毒针扎数个小孔。让患者取俯卧位，把姜片放在厥阴俞穴上。把艾炷放在姜片中心，点燃艾炷施灸。每次灸 5~7 壮，每日 1~2 次。

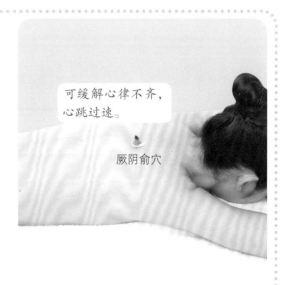

可缓解心律不齐，心跳过速。

厥阴俞穴

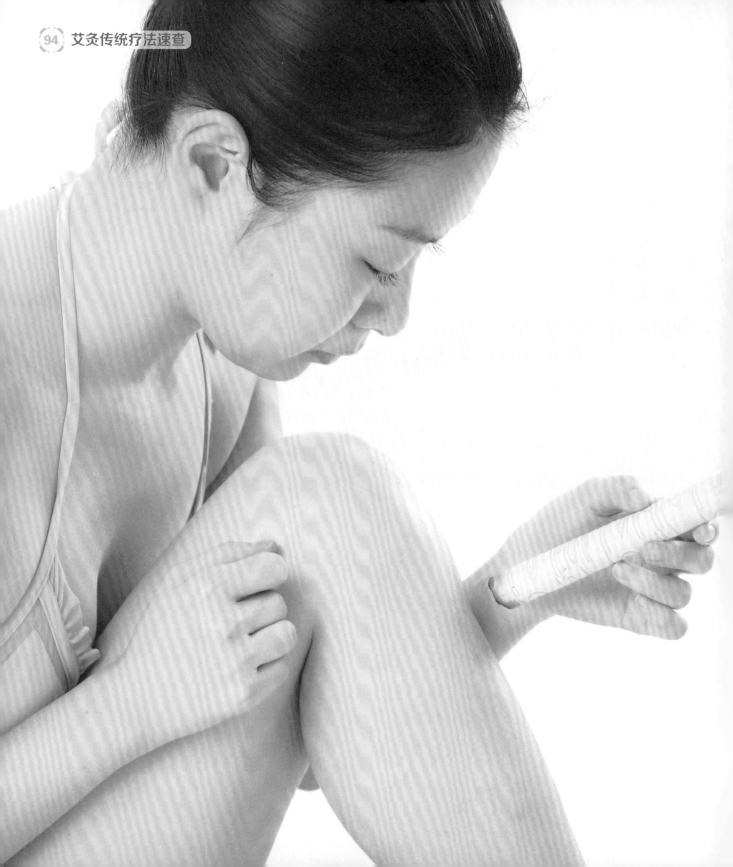

第五章

用"艾"关怀女人

女性要美丽首先要气血足，气血不足身体就有可能出现各种问题，如畏寒怕冷、月经稀少等。常艾灸可补气血，平衡脏腑功能，让女性拥有一个健康的身体，获得真正的美丽。

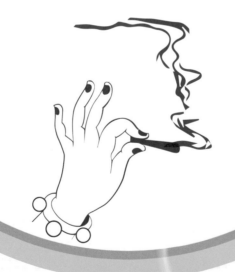

痛经

　　痛经是妇科常见病，是指女性在经期及其前后，出现小腹或腰部疼痛。严重者可能伴有恶心呕吐、冷汗淋漓、手足厥冷，严重影响工作和生活。

艾灸小贴士
- 艾灸 10~15 分钟。
- 每日 1 次。

不适症状
- 口干舌燥。
  此时多喝点白开水，能帮助身体尽快达到阴阳平衡，缓解不适症状。

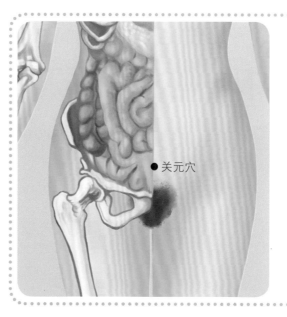

关元穴

快速取穴： 在下腹部，正中线上，肚脐中央向下 4 横指处即是。

主治： 子宫肌瘤，痛经，闭经。

**中医
教你这样做**

将干姜、红枣洗净，干姜切片，红枣去核，加红糖用水煎。吃枣，喝汤，可温经散寒。

艾灸疗法： 患者取仰卧位，露出穴位皮肤。施灸者站在患者身体一侧，点燃艾条，对准关元穴，距离皮肤 3~5 厘米施灸。至皮肤出现红晕、患者有温热感而无灼痛感为宜。灸 10~15 分钟，每日 1 次。（此图仅为示意，灸时不隔衣）

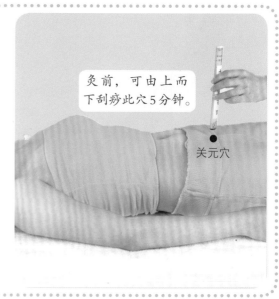

灸前，可由上而下刮痧此穴 5 分钟。

关元穴

带下病

带下的量、色、质、味发生异常，或伴全身、局部症状者，称为"带下病"。本病常见于阴道炎、子宫颈炎、盆腔炎、卵巢早衰、闭经、不孕、妇科肿瘤等疾病引起的带下增多。

艾灸小贴士

- 每日1次。
- 每个疗程时间10天。

不适症状

- 口干舌燥。

  此时多喝点白开水，能帮助身体尽快达到阴阳平衡，缓解不适症状。

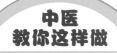

中医 教你这样做

可配合关元穴、足三里穴、三阴交穴一起艾灸。

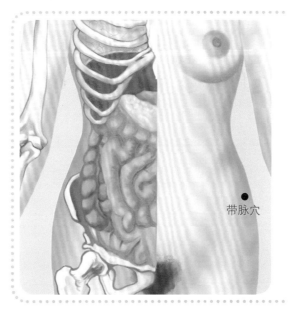

快速取穴：腋中线与肚脐水平线相交处即是。

主治：子宫脱垂，月经不调，赤白带下。

带脉穴

艾灸疗法：患者取站立位，露出穴位皮肤。施灸者站在患者身体一侧，点燃艾条，对准带脉穴，距离皮肤3~5厘米施灸。至皮肤出现红晕、患者有温热感而无灼痛感为宜。温灸10~15分钟，每日1次。

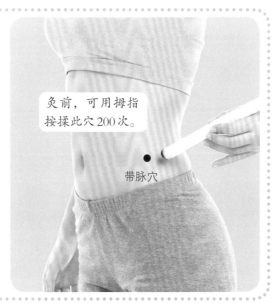

灸前，可用拇指按揉此穴200次。

带脉穴

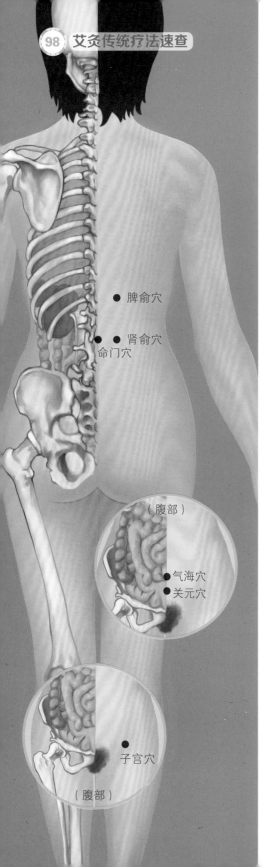

（腹部）

● 脾俞穴

● 肾俞穴
命门穴

（腹部）

● 气海穴
● 关元穴

● 子宫穴

（腹部）

子宫脱垂
修正生活习惯

下腹、阴道、会阴部下坠，腰骶部酸痛，且劳动时下坠和酸痛感加重，阴道有肿物脱出，月经周期及月经量异常，白带多，有时还会出现尿失禁。

关于子宫脱垂，艾灸前需要知道的事

艾灸前准备和疗法

艾条 1~8 条；

姜片 1~8 片；

艾炷 1~8 壮；

艾灸盒 1 盒。

单个穴位艾灸 15~20 分钟；

每次选择 2~4 个穴位；

每天艾灸 1 次；

每个疗程时间 5 天。

不适症状

乏力。

这是因为被灸者体质较差，阳气进入体内后，使人体血液流动加速，全身细胞活跃，故容易产生疲倦感。

快速取穴

脾俞穴：肚脐水平线与脊柱相交椎体处，往上推 3 个椎体，正中线旁开 2 横指处。

肾俞穴：肚脐水平线与脊柱相交椎体处，正中线旁开 2 横指处即是。

命门穴：肚脐水平线与后正中线交点，按压有凹陷处即是。

气海穴：在下腹部，正中线上，肚脐中央向下 2 横指处即是。

关元穴：在下腹部，正中线上，肚脐中央向下 4 横指处即是。

子宫穴：在下腹部，正中线上，肚脐中央向下 6 横指，再旁开 4 横指处即是。

子宫脱垂的艾灸方法

隔姜灸

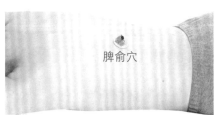
脾俞穴

1.

脾俞穴：隔姜灸脾俞穴，每次 3~5 壮。

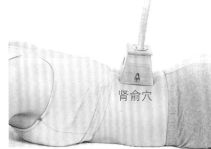
艾盒灸
肾俞穴

2.

肾俞穴：艾盒灸肾俞穴，每次 10~20 分钟。

隔姜灸

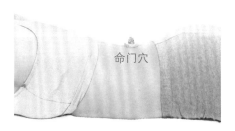
命门穴

3.

命门穴：隔姜灸命门穴，每次 3~5 壮。

隔姜灸

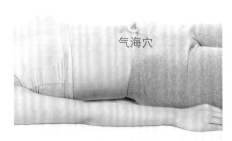
气海穴

4.

气海穴：隔姜灸气海穴，每次 5~7 壮。（本图仅示意，灸时不隔衣）

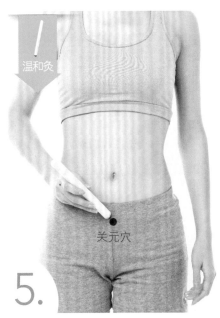
温和灸
关元穴

5.

关元穴：温和灸关元穴，每次 15~20 分钟。（本图仅示意，灸时不隔衣）

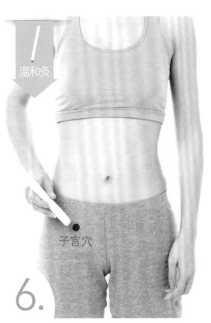
温和灸
子宫穴

6.

子宫穴：温和灸子宫穴，每次 15~20 分钟。（本图仅示意，灸时不隔衣）

月经不调

月经不调也称月经失调，是妇科常见疾病，表现为月经周期或出血量的异常，可伴月经前、经期时的腹痛及全身症状。病因可能是器质性病变或是功能失常。

艾灸小贴士

- 艾炷 5~10 壮。
- 姜片 1 片。
- 每日 1 次。
- 每个疗程时间 10 天。

不适症状

- 出现灸疱。
  这一般是灸疗中的正常现象。
  可用纱布包好以防破损感染。

中医
教你这样做

可配合中极穴、子宫穴、肾俞穴、次髎穴、三阴交穴一起艾灸。

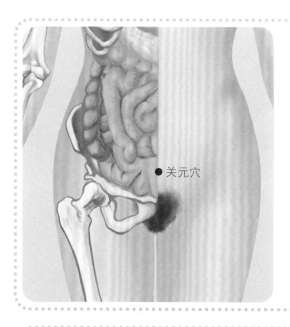

快速取穴： 在下腹部，正中线上，肚脐中央向下 4 横指处即是。

主治： 子宫肌瘤，痛经，闭经，月经不调。

艾灸疗法： 本穴采用隔姜灸。把鲜生姜切成 0.2~0.5 厘米厚的薄片，用消毒针扎数个小孔。让患者取仰卧位，把姜片放在关元穴上。把艾炷放在姜片中心，点燃艾炷施灸。每次灸 5~10 壮。（本图仅示意，灸时不隔衣）

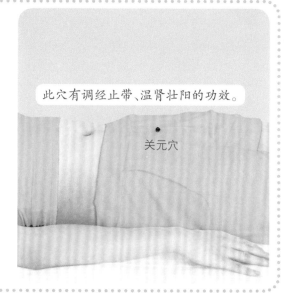

此穴有调经止带、温肾壮阳的功效。

关元穴

子宫肌瘤

　　子宫肌瘤是女性生殖器官中常见的一种良性肿瘤，也是人体中常见的肿瘤之一，又称为纤维肌瘤、子宫纤维瘤。由于子宫肌瘤主要是由子宫平滑肌细胞增生而成，其中有少量纤维结缔组织作为一种支持组织而存在。

艾灸小贴士

- 艾炷 5 壮。
- 姜片 1 片。
- 每日 1 次。
- 每个疗程时间 10 天。

不适症状

- 出现灸疮。
  这一般是灸疗中的正常现象。可用纱布包好以防破损感染。

中医教你这样做

可配伍关元穴、子宫穴、肾俞穴、次髎穴、腰阳关穴一起艾灸。

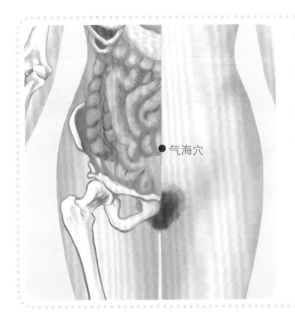

快速取穴： 在下腹部，正中线上，肚脐中央向下 2 横指处即是。

主治： 月经不调，子宫肌瘤，小腹疼痛。

气海穴

艾灸疗法： 本穴采用隔姜灸。把鲜生姜切成 0.2~0.5 厘米厚的薄片，用消毒针扎数个小孔。让患者取仰卧位，把姜片放在气海穴上。把艾炷放在姜片中心，点燃艾炷施灸。反复进行。每次灸 5 壮。

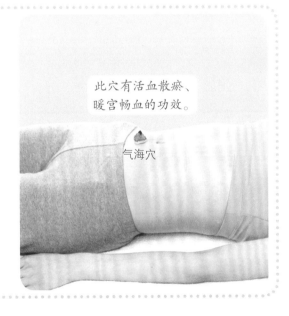

此穴有活血散瘀、暖宫畅血的功效。

气海穴

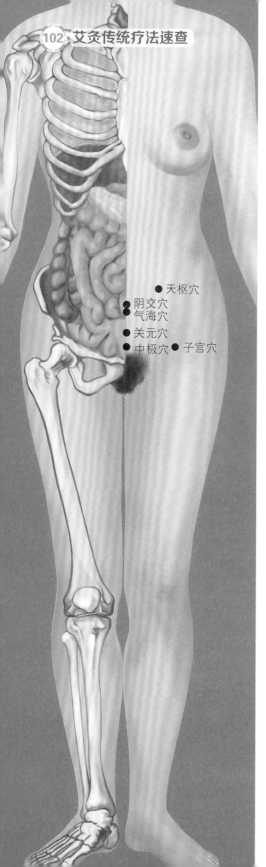

● 天枢穴
阴交穴
气海穴
● 关元穴
中极穴 ● 子宫穴

盆腔炎
保持阴部清洁

女性盆腔内生殖器官及其周围结缔组织炎症，常表现为高热、恶寒、下腹疼痛、白带增多、腰腹部坠胀、恶心。

关于盆腔炎，艾灸前需要知道的事

艾灸前准备和疗法

艾条 1~8 条。

单个穴位艾灸 15~20 分钟；

每次选择 3 个穴位；

每天艾灸 1 次；

每个疗程时间 15 天。

不适症状

炎症反应存在。

可能是由于生活中没有注意卫生清洁所致。不要过于劳累，要节制房事，杜绝各种感染途径，保持会阴部清洁、干燥，勤换内裤。

快速取穴

阴交穴：在下腹部，正中线上，肚脐中央向下 1 拇指处即是。

天枢穴：仰卧，肚脐旁开 3 横指，按压有酸胀感处即是。

中极穴：在下腹部正中线上，肚脐中央向下 6 横指处即是。

气海穴：在下腹部，正中线上，肚脐中央向下 2 横指处即是。

子宫穴：先取中极穴，旁开 4 横指处即是。

关元穴：在下腹部，正中线上，肚脐中央向下 4 横指处即是。

盆腔炎的艾灸方法

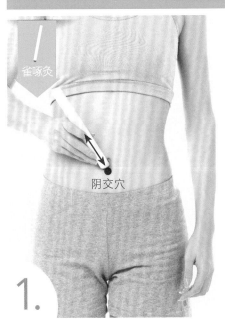

1.

阴交穴： 雀啄灸阴交穴，每次 15~20 分钟。

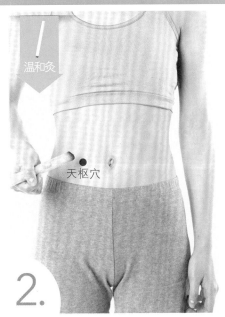

2.

天枢穴： 温和灸天枢穴，每次 15~20 分钟。

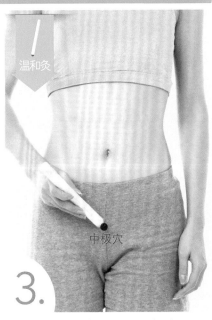

3.

中极穴： 温和灸中极穴，每次 15~20 分钟。（本图仅示意，艾灸时不隔衣）

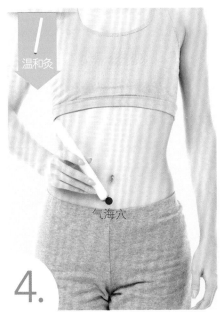

4.

气海穴： 温和灸气海穴，每次 15~20 分钟。

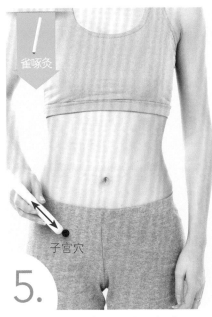

5.

子宫穴： 雀啄灸子宫穴，每次 15~20 分钟。（本图仅示意，灸时不隔衣）

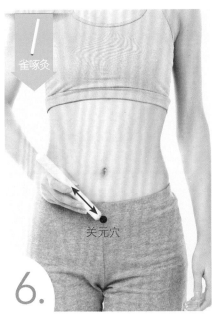

6.

关元穴： 雀啄灸关元穴，每次 15~20 分钟。（本图仅为示意，艾灸时不隔衣）

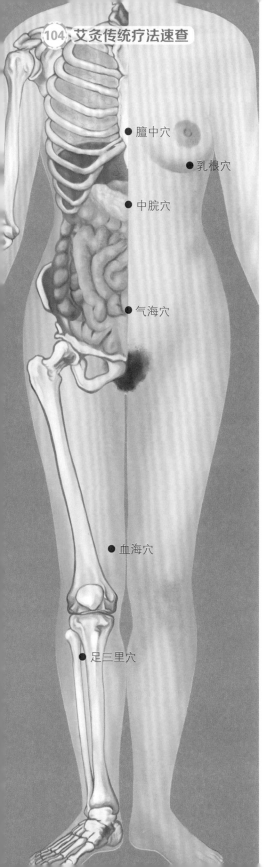

膻中穴

乳根穴

中脘穴

气海穴

血海穴

足三里穴

产后缺乳
疏肝养胃通乳

　　产妇在哺乳时乳汁甚少或全无，不够甚至不能喂养婴儿者，称为产后缺乳。乳汁由气血化生，赖肝气疏泄与调节，故缺乳多因气血虚弱、肝郁气滞所致。

关于产后缺乳，艾灸前需要知道的事

艾灸前准备和疗法

艾条 1~8 条。

单个穴位艾灸 15~20 分钟；

每次选择 3~5 个穴位；

每天艾灸 1 次；

每个疗程时间 10 天。

不适症状

出现灸疱。

艾灸过程中，有时可能出现一些水疱样的灸疱，这一般是灸疗中的正常现象。可用纱布包好，以防破损感染。

快速取穴

膻中穴：仰卧位，两乳头连线中点，前正中线上。

中脘穴：在上腹部，正中线上，肚脐往上 5 横指处即是。

乳根穴：正坐或仰卧，从乳头直向下推 1 个肋间隙，按压有酸胀感处即是。

气海穴：在下腹部，正中线上，肚脐中央向下 2 横指处即是。

血海穴：屈膝 90°，手掌伏于膝盖骨上，大拇指与四指成 45°，大拇指尖处。

足三里穴：站位弯腰，同侧手虎口围住髌骨上外缘，余四指向下，中指指尖处。

产后缺乳的艾灸方法

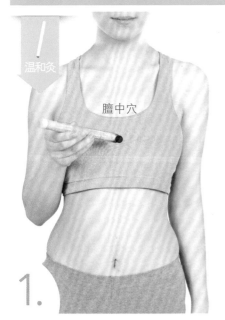

温和灸

膻中穴

1.

膻中穴： 温和灸膻中穴，每次 15~20 分钟。（本图仅示意，艾灸时不隔衣）

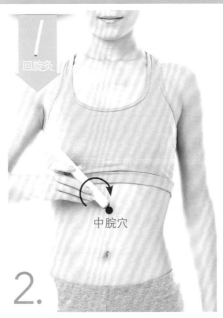

回旋灸

中脘穴

2.

中脘穴： 回旋灸中脘穴，每次 15~20 分钟。

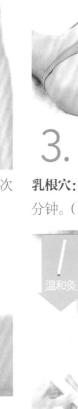

回旋灸

乳根穴

3.

乳根穴： 回旋灸乳根穴，每次 15~20 分钟。（本图仅示意，艾灸时不隔衣）

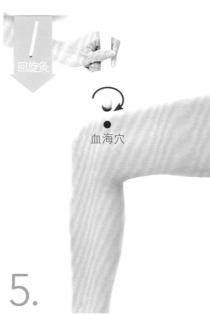

温和灸

气海穴

4.

气海穴： 温和灸气海穴，每次 15~20 分钟。（本图仅示意，艾灸时不隔衣）

回旋灸

血海穴

5.

血海穴： 回旋灸血海穴，每次 15~20 分钟。

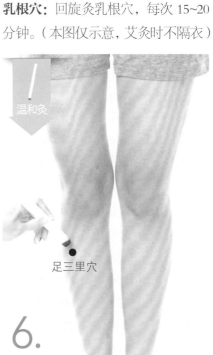

温和灸

足三里穴

6.

足三里穴： 温和灸足三里穴，每次 15~20 分钟。

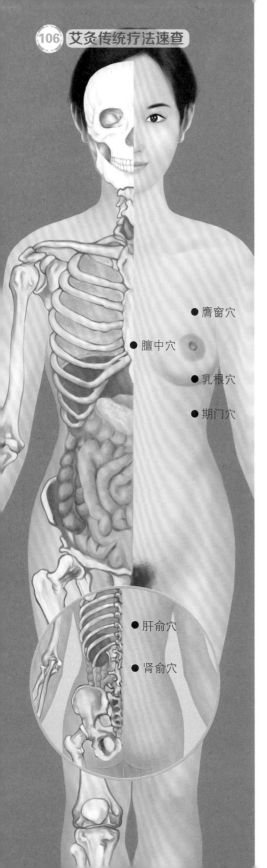

● 膺窗穴
● 膻中穴
● 乳根穴
● 期门穴
● 肝俞穴
● 肾俞穴

乳腺增生
常按摩常自检

一侧或两侧乳房出现大小不一、质地稍硬的肿块，并感到胀痛或刺痛，且月经前肿块变大变硬，疼痛加剧，月经后肿块变小变软，疼痛减轻。

关于乳腺增生，艾灸前需要知道的事

艾灸前准备和疗法

艾条 1~8 条。

单个穴位艾灸 15~20 分钟；

每次选择 3~5 个穴位；

每天艾灸 1 次；

每个疗程时间 10 天。

不适症状

出现灸疱。

艾灸过程中，有时可能出现一些水疱样的灸疱，这一般是灸疗中的正常现象。可用纱布包好，以防破损感染。

快速取穴

膻中穴：仰卧位，两乳头连线中点，前正中线上。

期门穴：正坐或仰卧，自乳头垂直向下推 2 个肋间隙，按压有酸胀感处即是。

乳根穴：正坐或仰卧，从乳头直向下推 1 个肋间隙，按压有酸胀感处即是。

膺窗穴：正坐或仰卧，从乳头沿垂直线向上推 1 个肋间隙，按压有酸胀感处。

肝俞穴：肩胛骨下角水平连线与脊柱相交处，下推 2 个椎体，正中线旁开 2 横指处。

肾俞穴：肚脐水平线与脊柱相交椎体处，正中线旁开 2 横指处即是。

乳腺增生的艾灸方法

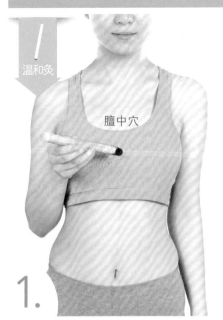

1.

膻中穴： 温和灸膻中穴，每次 15~20 分钟。（本图仅示意，艾灸时不隔衣）

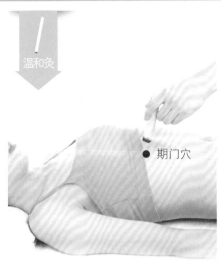
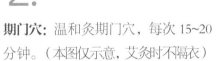

2.

期门穴： 温和灸期门穴，每次 15~20 分钟。（本图仅示意，艾灸时不隔衣）

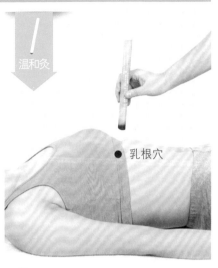

3.

乳根穴： 温和灸乳根穴，每次 15~20 分钟。（本图仅示意，艾灸时不隔衣）

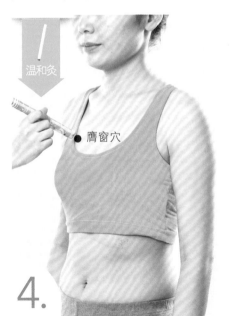

4.

膺窗穴： 温和灸膺窗穴，每次 15~20 分钟。（本图仅示意，艾灸时不隔衣）

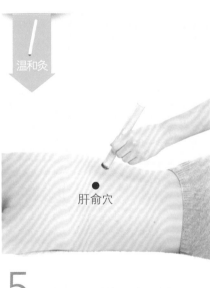

5.

肝俞穴： 温和灸肝俞穴，每次 10~20 分钟。

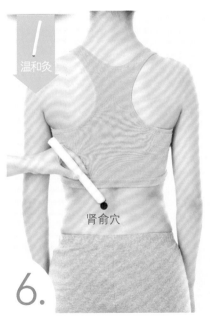

6.

肾俞穴： 温和灸肾俞穴，每次 15~20 分钟。

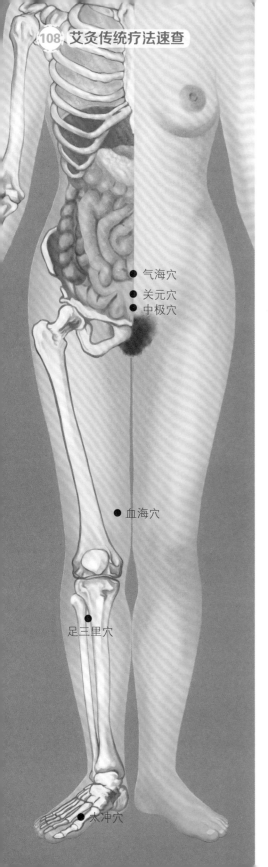

气海穴
关元穴
中极穴

血海穴

足三里穴

太冲穴

闭经
时常锻炼身体

女性年满 16 岁月经尚未来潮，或初潮后月经停闭超过 3 个周期或时间超过 6 个月，常伴有胸胁胀满、小腹胀痛、心悸失眠、四肢乏力等症。

关于闭经，艾灸前需要知道的事

艾灸前准备和疗法

艾条 1~8 条。

单个穴位艾灸 15~20 分钟；

每次选择 3~5 个穴位；

每天艾灸 1 次；

每个疗程时间 7 天。

不适症状

出现灸疱。

艾灸过程中，有时可能出现一些水疱样的灸疱，这一般是灸疗中的正常现象。可用纱布包好，以防破损感染。

快速取穴

气海穴：在下腹部，正中线上，肚脐中央向下 2 横指处即是。

关元穴：在下腹部，正中线上，肚脐中央向下 4 横指处即是。

中极穴：在下腹部正中线上，肚脐中央向下 6 横指处即是。

血海穴：屈膝 90°，手掌伏于膝盖骨上，大拇指与四指成 45°，大拇指尖处。

足三里穴：站位弯腰，同侧手虎口围住髌骨上外缘，余四指向下，中指指尖处。

太冲穴：足背，沿第 1、2 趾间横纹向足背上推，可感有一凹陷处即是。

闭经的艾灸方法

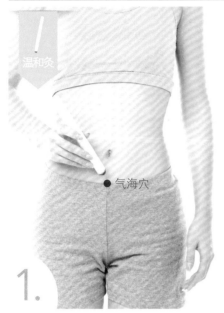

1.

气海穴： 温和灸气海穴，每次 15~20 分钟。（本图仅示意，灸时不隔衣）

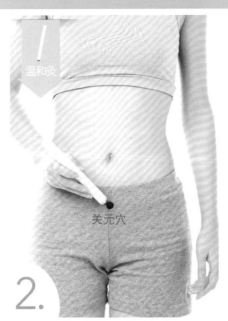

2.

关元穴： 温和灸关元穴，每次 15~20 分钟。（本图仅示意，灸时不隔衣）

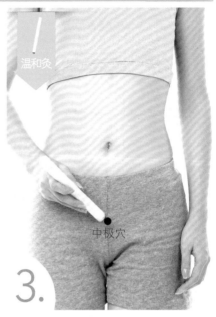

3.

中极穴： 温和灸中极穴，每次 15~20 分钟。（本图仅示意，灸时不隔衣）

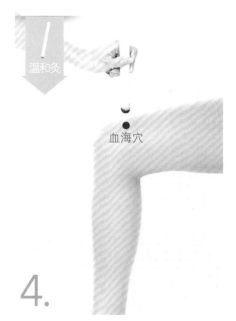

4.

血海穴： 温和灸血海穴，每次 15~20 分钟。

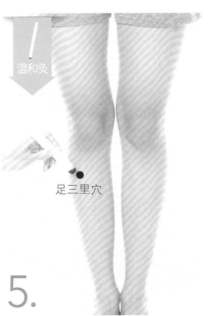

5.

足三里穴： 温 和 灸 足 三 里 穴，每 次 15~20 分钟。

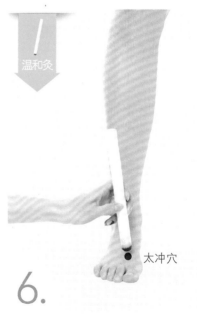

6.

太冲穴： 温和灸太冲穴，每次 15~20 分钟。

黄褐斑

　　黄褐斑也称为肝斑或蝴蝶斑，是一种色素沉着斑。黄褐斑主要由女性内分泌失调、精神压力大、各种疾病以及缺少维生素所引起。

艾灸小贴士

● 艾灸 10~15 分钟。

● 每日 1 次。

不适症状

● 疲倦失眠。

　　因被灸者体质较差，阳气进入体内后便人体血液流动加速，全身细胞活跃易产生疲倦感。

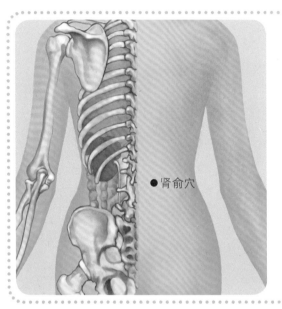

快速取穴： 肚脐水平线与脊柱相交椎体处，正中线旁开 2 横指处即是。

主治： 黄褐斑，月经不调，小便不利，腰腿痛。

● 肾俞穴

中医教你这样做

可配合合谷穴、太冲穴、血海穴、足三里穴、三阴交穴一起艾灸。

艾灸疗法： 患者取俯卧位，露出穴位皮肤。施灸者站在患者身体一侧，点燃艾条，对准肾俞穴，距离皮肤 3~5 厘米施灸。至皮肤出现红晕、患者有温热感而无灼痛感为宜。灸 10~15 分钟，每日 1 次。（本图仅示意，灸时不隔衣）

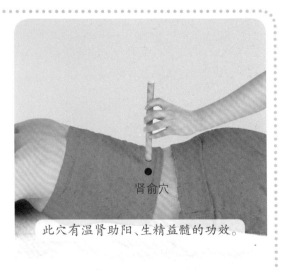

肾俞穴

此穴有温肾助阳、生精益髓的功效。

女性不孕症

女性不孕症是指由于女方自身的因素引起的不孕症状。一般把未采取避孕措施有正常夫妻生活 2 年以上而未妊娠的症状，称为女性不孕症。

艾灸小贴士
- 艾灸 10~15 分钟。
- 每日 1 次。

不适症状
- 疲倦失眠。

  因被灸者体质较弱，阳气进入体内后使人体血液流动加速，全身细胞活跃，易产生疲倦感。

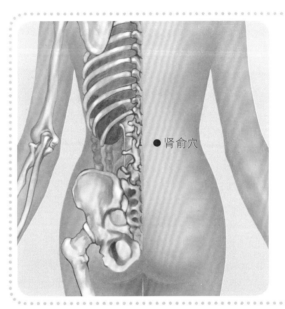

●肾俞穴

快速取穴：肚脐水平线与脊柱相交椎体处，正中线旁开 2 横指处即是。

主治：女性不孕症，月经不调，小便不利，腰腿痛。

中医教你这样做

可配合关元穴、气海穴、子宫穴、足三里穴、三阴交穴一起艾灸。

艾灸疗法：本穴采用艾盒灸。让患者取俯卧位，脱去衣物。将艾灸盒放在穴位处，再将点燃的艾条放入艾灸盒，对准穴位。至皮肤出现红晕、患者有温热感而无灼痛感为宜。灸 10~15 分钟，每日 1 次。

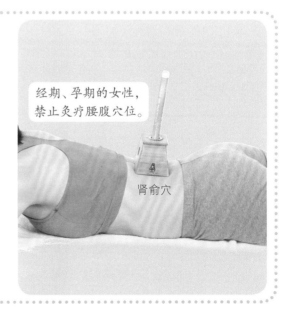

经期、孕期的女性，禁止灸疗腰腹穴位。

肾俞穴

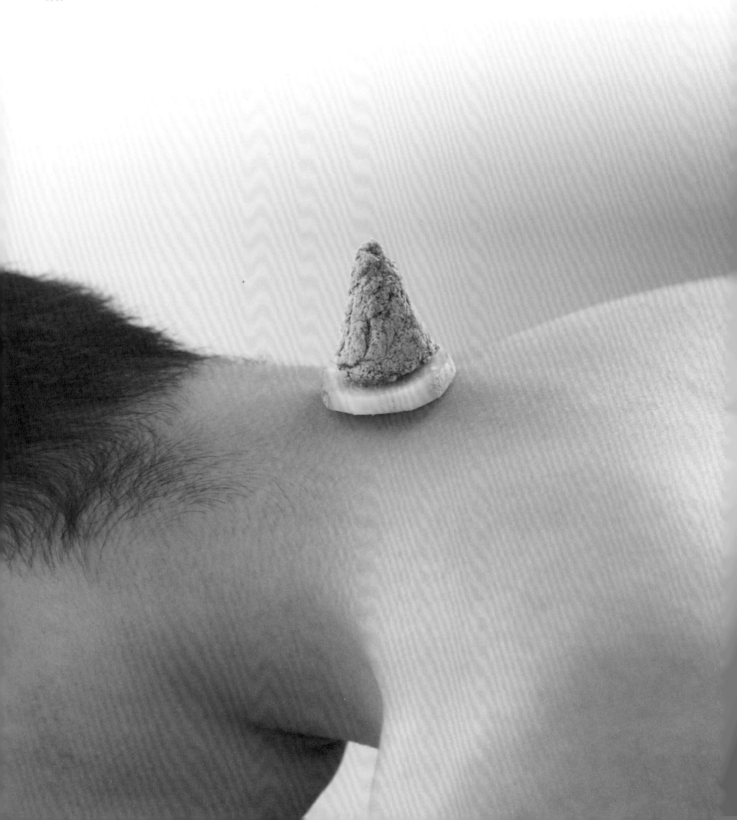

第六章

艾灸让男人更阳刚

男性为阳刚之体，阳气不足，则命门火衰、肾气亏虚，疾病也就随之而来。艾灸可补充男性体内阳气，使其精气旺盛，气血充沛，从而达到治疗的效果。

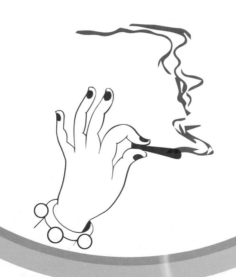

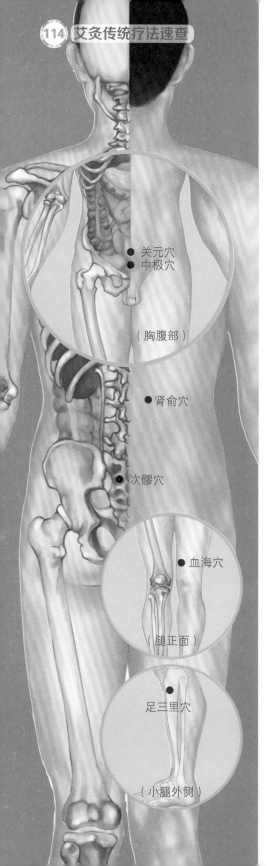

● 关元穴
● 中极穴

（胸腹部）

● 肾俞穴

● 次髎穴

● 血海穴

（腿正面）

● 足三里穴

（小腿外侧）

早泄
保持平和心态

性欲低下，性交过程中过早射精，不能持久，可伴有阴部胀痛、睾丸胀痛、腰膝酸软等症状。常感焦虑、紧张、不安、神疲乏力。

关于早泄，艾灸前需要知道的事

艾灸前准备和疗法

艾条 1~8 条。

单个穴位艾灸 10~15 分钟；

每次选择 3 个穴位；

每天艾灸 1 次；

每个疗程时间 15 天。

不适症状

腰腹冰冷。

多由元气不足所致，保持会阴部清洁、干燥、宽松，勤换内裤。

快速取穴

肾俞穴：肚脐水平线与脊柱相交椎体处，正中线旁开 2 横指处即是。

次髎穴：四指分别按于骶骨第 1 至第 4 骶椎棘突上，向外移 1 横指，中指位置。

关元穴：在下腹部，正中线上，肚脐中央向下 4 横指处即是。

中极穴：在下腹部正中线上，肚脐中央向下 6 横指处即是。

血海穴：屈膝 90°，手掌伏于膝盖骨上，大拇指与四指成 45°，大拇指尖处。

足三里穴：站位弯腰，同侧手虎口围住髌骨上外缘，余四指向下，中指指尖处。

早泄的艾灸方法

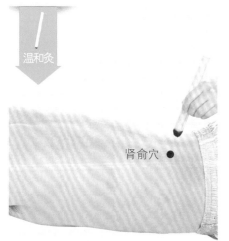

温和灸

肾俞穴 ●

1.

肾俞穴： 温和灸肾俞穴，每次 10~15 分钟。

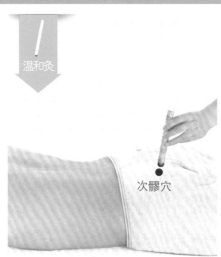

温和灸

次髎穴

2.

次髎穴： 温和灸次髎穴，每次 10~15 分钟。（本图仅示意，灸时不隔衣）

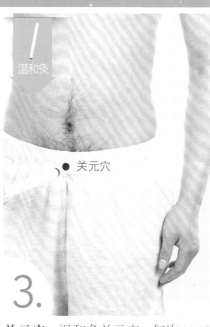

温和灸

关元穴

3.

关元穴： 温和灸关元穴，每次 10~15 分钟。（本图仅示意，灸时不隔衣）

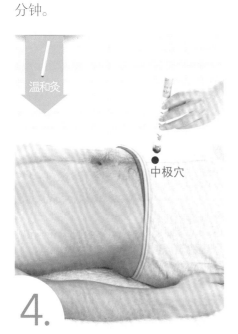

温和灸

中极穴

4.

中极穴： 温和灸中极穴，每次 10~15 分钟。（本图仅示意，灸时不隔衣）

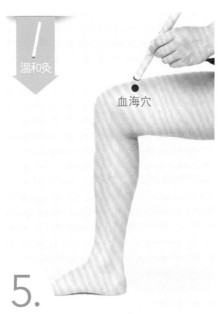

温和灸

血海穴

5.

血海穴： 温和灸血海穴，每次 10~15 分钟。

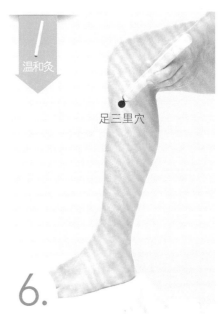

温和灸

足三里穴

6.

足三里穴： 温和灸足三里穴，每次 10~15 分钟。

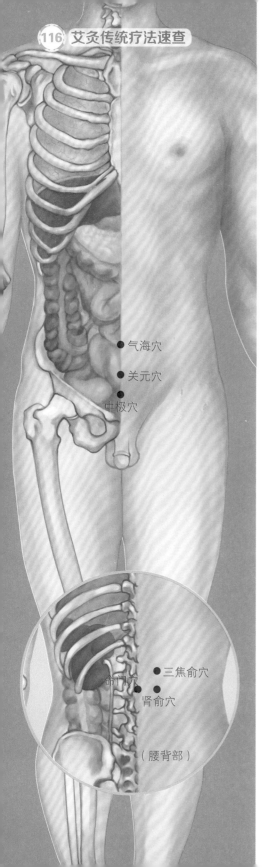

气海穴
关元穴
中极穴

三焦俞穴
命门穴
肾俞穴

（腰背部）

阳痿
相互理解放宽心

在有性欲状态下，阴茎不能勃起进行正常性交；或阴茎虽能勃起，但不能维持足够的时间和硬度。常伴有如焦急、忧虑、抑郁、精神不振等精神症状。

关于阳痿，艾灸前需要知道的事

艾灸前准备和疗法

艾条 1~8 条；
姜片 1~8 片。
单个穴位艾灸 15~20 分钟；
每次选择 3~5 个穴位；
每天艾灸 1 次；
每个疗程时间 7 天。

不适症状

勃起功能恢复不佳。
夫妻性生活时，男方紧张、激动，女方恐惧、羞涩，配合不好，可能导致阳痿。

快速取穴

三焦俞穴：	肚脐水平线与脊柱相交椎体处，往上推 1 个椎体，正中线旁开 2 横指处即是。
命门穴：	肚脐水平线与后正中线交点，按压有凹陷处即是。
肾俞穴：	肚脐水平线与脊柱相交椎体处，正中线旁开 2 横指处即是。
气海穴：	在下腹部，正中线上，肚脐中央向下 2 横指处即是。
关元穴：	在下腹部，正中线上，肚脐中央向下 4 横指处即是。
中极穴：	在下腹部，正中线上，肚脐中央向下 6 横指处即是。

阳痿的艾灸方法

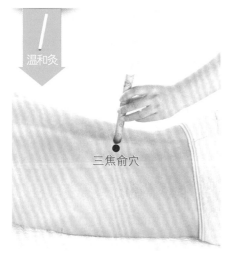

1.

三焦俞穴： 温和灸三焦俞穴，每次 15~20 分钟。

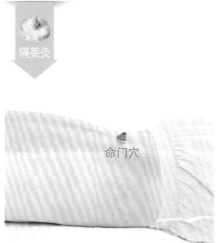

2.

命门穴： 隔姜灸命门穴，每次 5~7 壮。

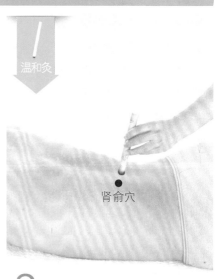

3.

肾俞穴： 温和灸肾俞穴，每次 15~20 分钟。

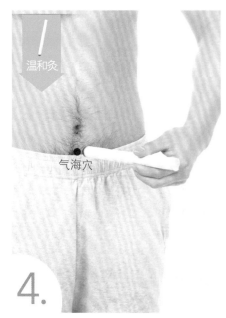

4.

气海穴： 温和灸气海穴，每次 15~20 分钟。（本图仅示意，灸时不隔衣）

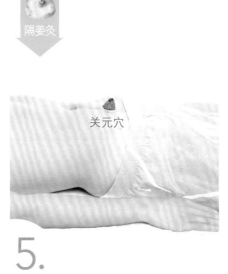

5.

关元穴： 隔姜灸关元穴，每次 5~7 壮。

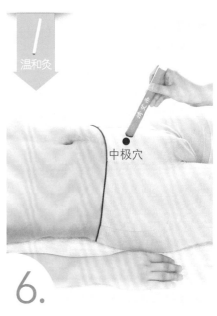

6.

中极穴： 温和灸中极穴，每次 15~20 分钟。（本图仅示意，灸时不隔衣）

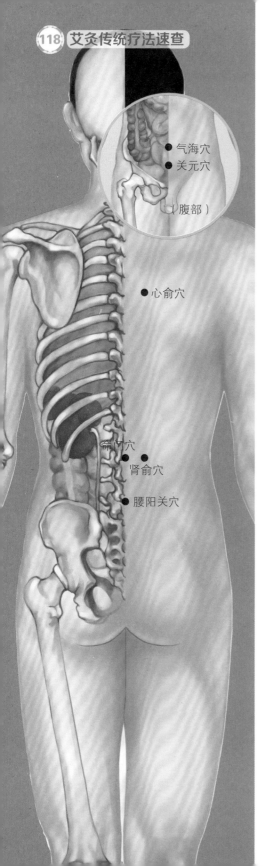

气海穴
关元穴
（腹部）

心俞穴

命门穴
肾俞穴
腰阳关穴

遗精
保持心情舒畅

不因性生活而精液遗泄，且次数频繁，一周 2 次以上甚至一夜数次，常伴有头昏眼花、疲乏无力、腰腿酸软、耳鸣等症状。

关于遗精，艾灸前需要知道的事

艾灸前准备和疗法

艾条 1~8 条。

单个穴位艾灸 10~15 分钟；

每次选择 3~5 个穴位；

每天艾灸 1 次；

每个疗程时间 7 天。

不适症状

疲乏无力、心悸失眠。

保持会阴部的清洁卫生，饮食上多摄取维生素 A，心态方面也要保持平和，避免过度忧虑。

快速取穴

心俞穴：肩胛骨下角水平连线与脊柱相交处，上推 2 个椎体，正中线旁开 2 横指处。

命门穴：肚脐水平线与后正中线交点，按压有凹陷处即是。

肾俞穴：肚脐水平线与脊柱相交椎体处，正中线旁开 2 横指处即是。

腰阳关穴：两侧髂嵴高点连线与脊柱交点处，可触及一凹陷即是。

气海穴：在下腹部，正中线上，肚脐中央向下 2 横指处即是。

关元穴：在下腹部，正中线上，肚脐中央向下 4 横指处即是。

遗精的艾灸方法

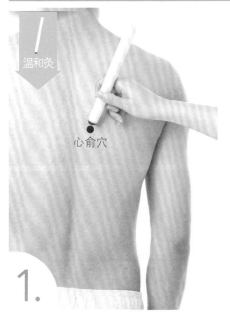

1.

心俞穴： 温和灸心俞穴，每次 10~15 分钟。

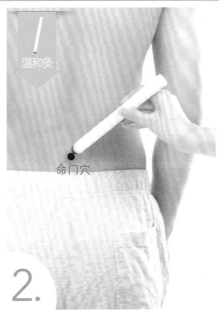

2.

命门穴： 温和灸命门穴，每次 10~15 分钟。

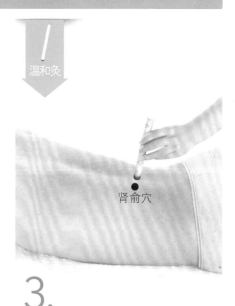

3.

肾俞穴： 温和灸肾俞穴，每次 10~15 分钟。

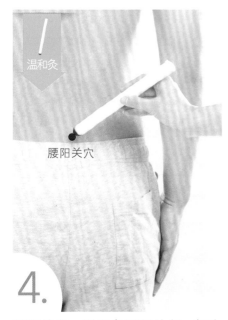

4.

腰阳关穴： 温和灸腰阳关穴，每次 10~15 分钟。

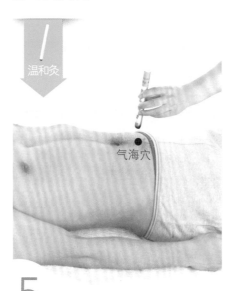

5.

气海穴： 温和灸气海穴，每次 10~15 分钟。

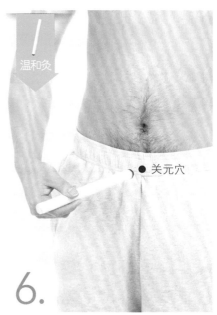

6.

关元穴： 温和灸关元穴，每次 10~15 分钟。（本图仅示意，灸时不隔衣）

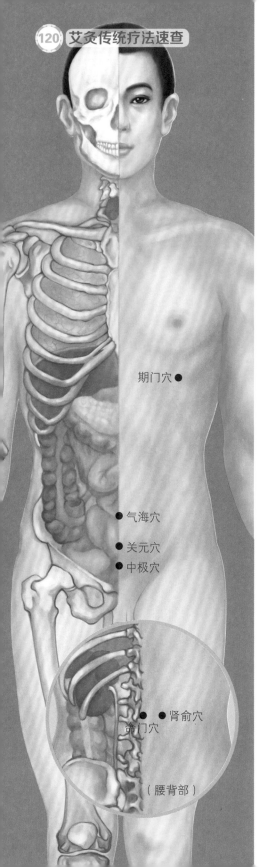

期门穴 ●

● 气海穴

● 关元穴

● 中极穴

● ●肾俞穴
命门穴

（腰背部）

无精症
及时就医早治疗

精液检查发现没有精子，称为无精症。病因大致分为两类：一是睾丸本身功能障碍，称为原发性无精症或非梗阻性无精症；二是睾丸生精功能正常，但因输精管道阻塞，精子无法排出体外。

关于无精症，艾灸前需要知道的事

艾灸前准备和疗法
艾条 1~8 条。
单个穴位艾灸 10~15 分钟；
每次选择 3~5 个穴位；
每天艾灸 1 次；
每个疗程 7 天。

不适症状
疲倦失眠。
平时应注意少吸烟、少喝酒、减少工作压力、穿宽松内裤，注意锻炼身体。

快速取穴

命门穴：肚脐水平线与后正中线交点，按压有凹陷处即是。	
肾俞穴：肚脐水平线与脊柱相交椎体处，正中线旁开 2 横指处即是。	
期门穴：正坐或仰卧，自乳头垂直向下推 2 个肋间隙，按压有酸胀感处即是。	
气海穴：在下腹部，正中线上，肚脐中央向下 2 横指处即是。	
关元穴：在下腹部，正中线上，肚脐中央向下 4 横指处即是。	
中极穴：在下腹部正中线上，肚脐中央向下 6 横指处即是。	

无精症的艾灸方法

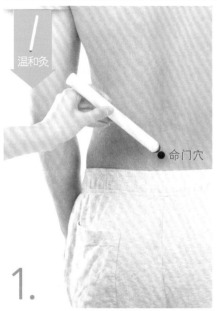

温和灸

命门穴

1.

命门穴： 温和灸命门穴，每次 10~15 分钟。

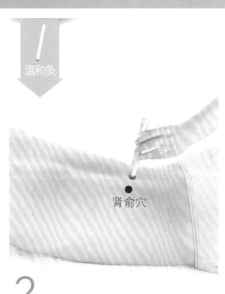

温和灸

肾俞穴

2.

肾俞穴： 温和灸肾俞穴，每次 10~15 分钟。

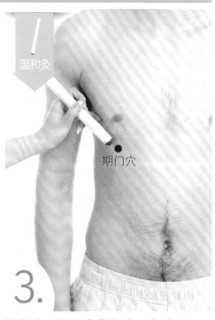

温和灸

期门穴

3.

期门穴： 温和灸期门穴，每次 10~15 分钟。

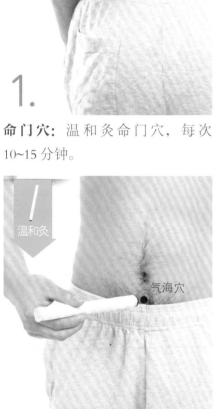

温和灸

气海穴

4.

气海穴： 温和灸气海穴，每次 10~15 分钟。

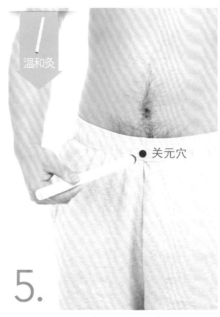

温和灸

关元穴

5.

关元穴： 温和灸关元穴，每次 10~15 分钟。（本图仅示意，灸时不隔衣）

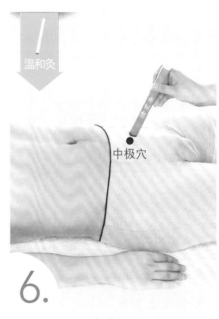

温和灸

中极穴

6.

中极穴： 温和灸中极穴，每次 10~15 分钟。（本图仅示意，灸时不隔衣）

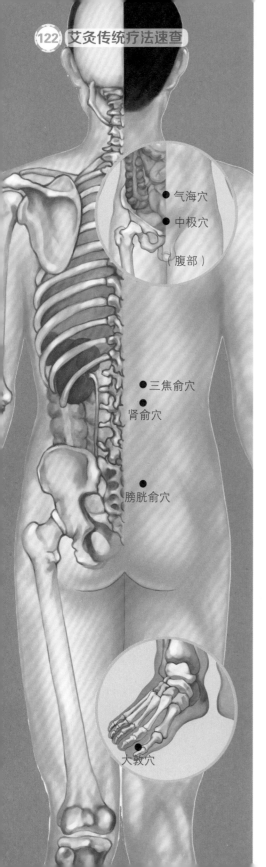

气海穴
中极穴
（腹部）

三焦俞穴
肾俞穴

膀胱俞穴

大敦穴

前列腺炎
避免前列腺受感染

　　前列腺炎是由于前列腺受到微生物等病原体感染或某些非感染性因素刺激而发生的炎症反应，以及由此造成的患者前列腺区域不适或疼痛、排尿异常、尿道有异常分泌物等临床表现。

关于前列腺炎，艾灸前需要知道的事

艾灸前准备和疗法

艾条 1~8 条。
单个穴位艾灸 10~15 分钟；
每次选择 3~5 个穴位；
每天艾灸 1 次；
每个疗程时间 7 天。

不适症状

全身虚弱、腰酸背痛、失眠多梦。
平时注意多饮水、不憋尿、节制性生活。

快速取穴

三焦俞穴：肚脐水平线与脊柱相交椎体处，往上推 1 个椎体，正中线旁开 2 横指处即是。

肾俞穴：肚脐水平线与脊柱相交椎体处，正中线旁开 2 横指处即是。

膀胱俞穴：两侧髂嵴高点连线与脊柱交点，往下推 3 个椎体，旁开 2 横指处即是。

气海穴：在下腹部，正中线上，肚脐中央向下 2 横指处即是。

中极穴：在下腹部正中线上，肚脐中央向下 6 横指处即是。

大敦穴：坐位，大趾趾甲外侧缘与下缘各作一垂线，交点处即是。

前列腺炎的艾灸方法

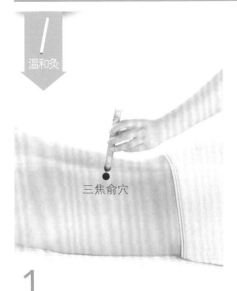

温和灸

三焦俞穴

1.

三焦俞穴： 温和灸三焦俞穴，每次10~15分钟。

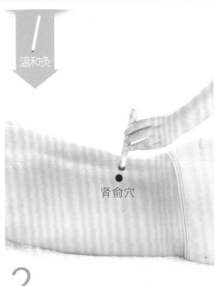

温和灸

肾俞穴

2.

肾俞穴： 温和灸肾俞穴，每次10~15分钟。

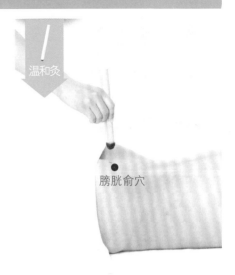

温和灸

膀胱俞穴

3.

膀胱俞穴： 温和灸膀胱俞穴，每次10~15分钟。

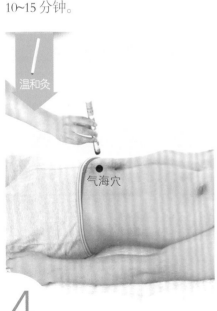

温和灸

气海穴

4.

气海穴： 温和灸气海穴，每次10~15分钟。

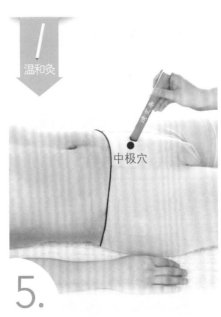

温和灸

中极穴

5.

中极穴： 温和灸中极穴，每次10~15分钟。（本图仅示意，灸时不隔衣）

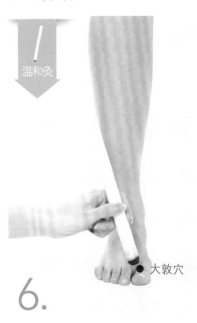

温和灸

大敦穴

6.

大敦穴： 温和灸大敦穴，每次10~15分钟。

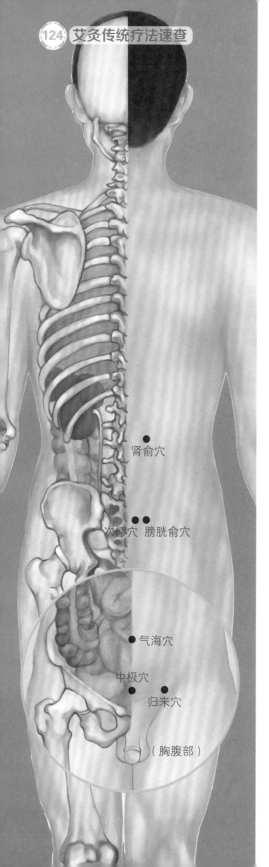

前列腺增生
排尿不畅需注意

　　表现为尿频、尿急、夜尿增多、排尿无力、尿线变细、尿液淋漓不尽、排尿后仍有尿感。有时会出现急迫性尿失禁、尿液中带血等症状。

关于前列腺增生，艾灸前需要知道的事

艾灸前准备和疗法

艾条 1~8 条。

单个穴位艾灸 10~15 分钟；

每次选择 3~5 个穴位；

每天艾灸 1 次；

每个疗程时间 7 天。

不适症状

疲倦失眠。

注意防寒，忌抽烟、喝酒，不可憋尿，适量饮水，不可过度劳累。

快速取穴

次髎穴：四指分别按于骶骨第 1 至第 4 骶椎棘突上，向外移 1 横指，此时中指所指的位置即为次髎穴。

肾俞穴：肚脐水平线与脊柱相交椎体处，正中线旁开 2 横指处即是。

膀胱俞穴：两侧髂嵴高点连线与脊柱交点，往下推 3 个椎体，旁开 2 横指处即是。

气海穴：在下腹部，正中线上，肚脐中央向下 2 横指处即是。

中极穴：在下腹部正中线上，肚脐中央向下 6 横指处即是。

归来穴：仰卧，从耻骨联合上缘沿前正中线向上量 1 横指，再水平旁开 3 横指处。

前列腺增生的艾灸方法

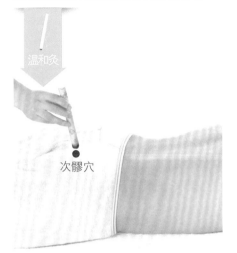

1.

次髎穴：温和灸次髎穴，每次 10~15 分钟。（本图仅示意，灸时不隔衣）

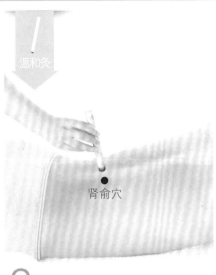

2.

肾俞穴：温和灸肾俞穴，每次 10~15 分钟。

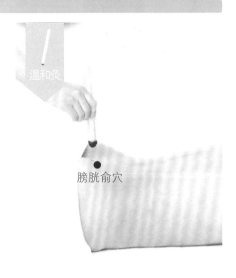

3.

膀胱俞穴：温和灸膀胱俞穴，每次 10~15 分钟。

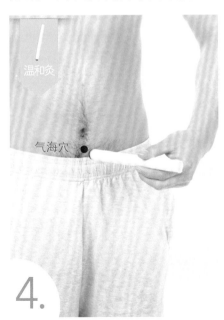

4.

气海穴：温和灸气海穴，每次 10~15 分钟。

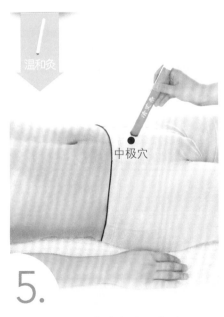

5.

中极穴：温和灸中极穴，每次 10~15 分钟。（本图仅示意，灸时不隔衣）

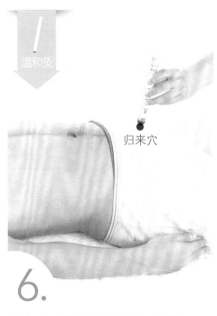

6.

归来穴：温和灸归来穴，每次 10~15 分钟。（本图仅示意，灸时不隔衣）

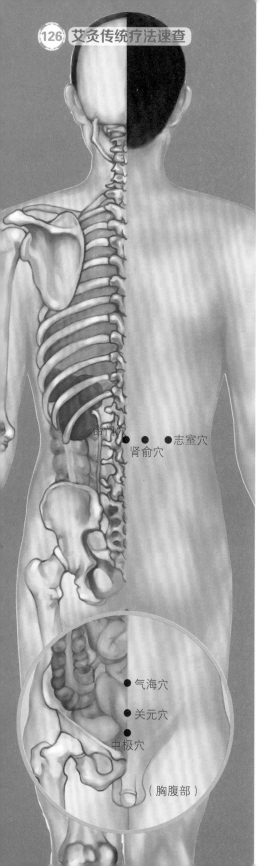

命门穴
志室穴
肾俞穴

气海穴
关元穴
中极穴
（胸腹部）

男性不育症
早就医早治疗

夫妻婚后有正常性生活，未采取避孕措施进行正常夫妻生活 2 年而未受孕，且原因在男方。

关于男性不育症，艾灸前需要知道的事

艾灸前准备和疗法

艾条 1~8 条。

单个穴位艾灸 10~15 分钟；

每次选择 3~5 个穴位；

每天艾灸 1 次；

每个疗程时间 7 天。

不适症状

发热上火。

这是艾灸后的正常反应，因为艾灸的热力进入体内，使血液流动加速，其产生的温阳之气逐渐祛除体内的寒邪。

快速取穴

志室穴：	肚脐水平线与脊柱相交椎体处，正中线旁开 4 横指处即是。
肾俞穴：	肚脐水平线与脊柱相交椎体处，正中线旁开 2 横指处即是。
命门穴：	肚脐水平线与后正中线交点，按压有凹陷处即是。
气海穴：	在下腹部，正中线上，肚脐中央向下 2 横指处即是。
中极穴：	在下腹部正中线上，肚脐中央向下 6 横指处即是。
关元穴：	在下腹部，正中线上，肚脐中央向下 4 横指处即是。

男性不育症的艾灸方法

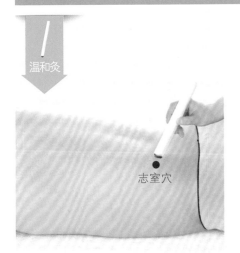

1.

志室穴： 温和灸志室穴，每次 10~15 分钟。

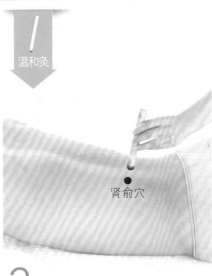

2.

肾俞穴： 温和灸肾俞穴，每次 10~15 分钟。

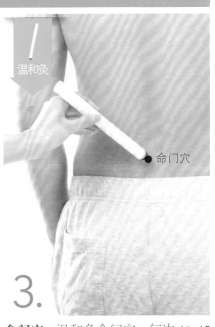

3.

命门穴： 温和灸命门穴，每次 10~15 分钟。

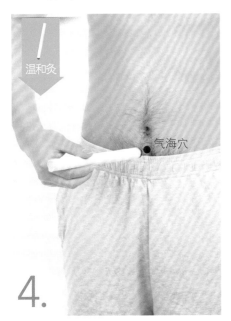

4.

气海穴： 温和灸气海穴，每次 10~15 分钟。

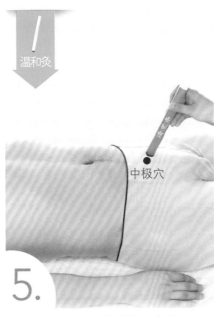

5.

中极穴： 温和灸中极穴，每次 10~15 分钟。（本图仅示意，灸时不隔衣）

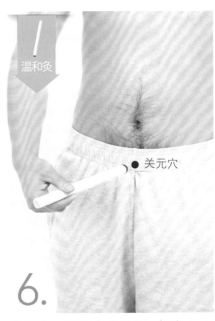

6.

关元穴： 温和灸关元穴，每次 10~15 分钟。（本图仅示意，灸时不隔衣）

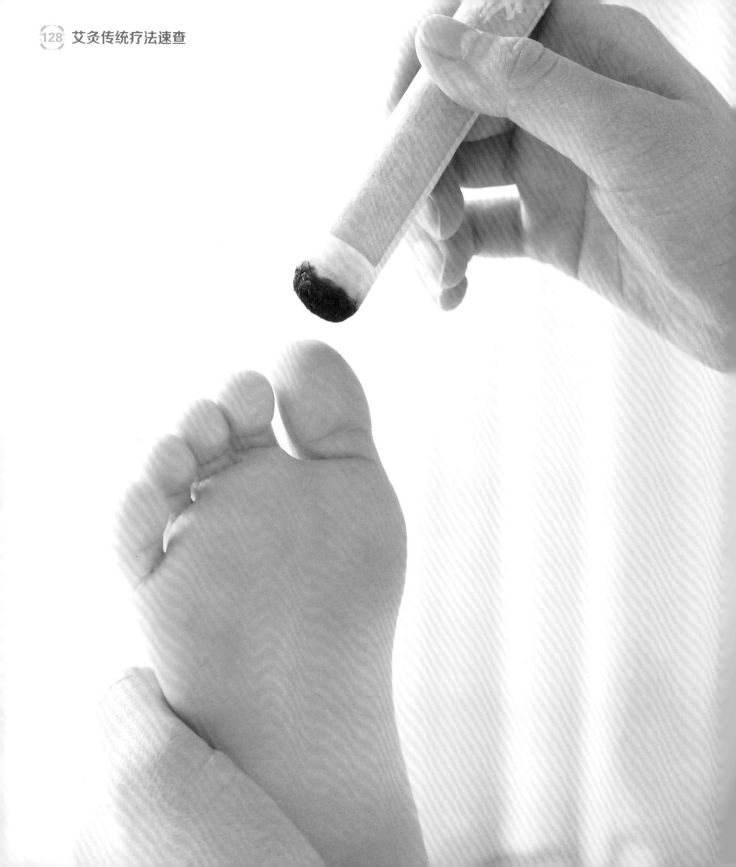

第七章

小儿艾灸补阳少生病

孩子的体质一般较弱，易受各种病邪的侵袭，且繁重的课业、不合理的饮食习惯等，都会使孩子的免疫力下降。而艾灸是一种很好的增强体质的中医疗法，因此父母可以学习给孩子艾灸，对孩子起到防病保健的作用。

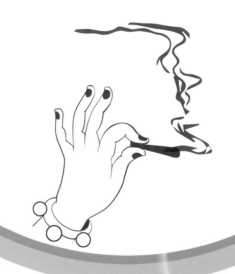

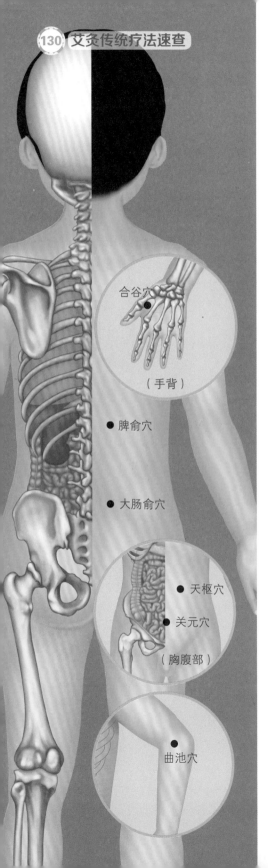

（手背）

合谷穴

● 脾俞穴

● 大肠俞穴

● 天枢穴

关元穴

（胸腹部）

曲池穴

小儿腹泻
注意观察大便形状

大便稀薄，多为稀水便、蛋花汤样便、黏液便或脓血便，有酸臭味，同时可伴有腹胀、发热、烦躁不安、精神不佳等。

关于小儿腹泻，艾灸前需要知道的事

艾灸前准备和疗法

艾条 1~8 条。

单个穴位艾灸 3~5 分钟；

每次选择 3 个穴位；

每天艾灸 1 次；

每个疗程时间 3~5 天。

不适症状

口干舌燥。

这是体内阴阳正在调和的表现。此时多喝点白开水，能帮助身体尽快达到阴阳平衡，缓解不适症状。

快速取穴

脾俞穴：肚脐水平线与脊柱相交椎体处，往上推 3 个椎体，正中线旁开 2 横指处。

合谷穴：右手拇指、食指张开呈 90°，左手拇指指间关节横纹压在右手虎口上，指尖点到处。

曲池穴：先找到尺泽穴和肱骨外上髁，其连线中点处即是。

大肠俞穴：两侧髂嵴高点连线与脊柱交点，旁开 2 横指处即是。

天枢穴：仰卧，肚脐旁开 3 横指，按压有酸胀感处即是。

关元穴：在下腹部，正中线上，肚脐中央向下 4 横指处即是。

小儿腹泻的艾灸方法

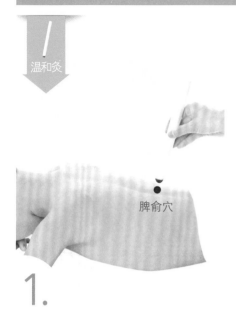

温和灸

脾俞穴

1.

脾俞穴： 温和灸脾俞穴，每次 3~5 分钟。

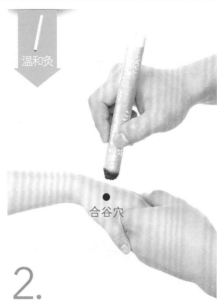

温和灸

合谷穴

2.

合谷穴： 温和灸合谷穴，每次 3~5 分钟。

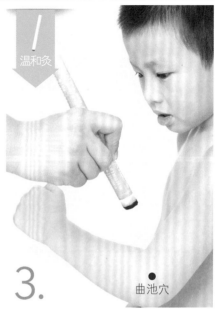

温和灸

曲池穴

3.

曲池穴： 温和灸曲池穴，每次 3~5 分钟。

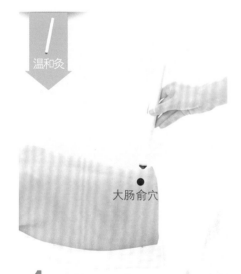

温和灸

大肠俞穴

4.

大肠俞穴： 温和灸大肠俞穴，每次 3~5 分钟。

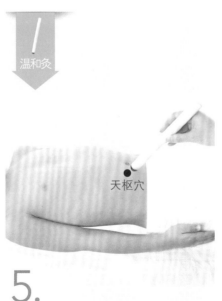

温和灸

天枢穴

5.

天枢穴： 温和灸天枢穴，每次 3~5 分钟。

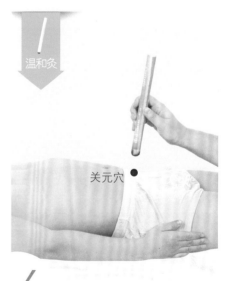

温和灸

关元穴

6.

关元穴： 温和灸关元穴，每次 3~5 分钟。（本图仅示意，灸时不隔衣）

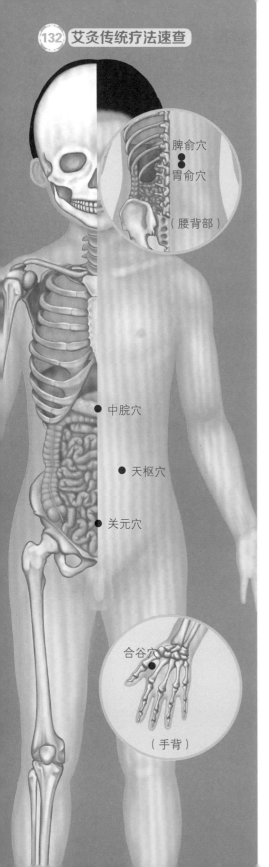

脾俞穴
胃俞穴
（腰背部）

中脘穴

天枢穴

关元穴

合谷穴
（手背）

小儿厌食
让饮食多样化

　　小儿厌食是指长期的食欲减退或消失，以食量减少为主要症状，是一种慢性消化功能紊乱综合征。

关于小儿厌食，艾灸前需要知道的事

艾灸前准备和疗法

艾条 1~8 条；

姜片 1~8 片；

艾炷 1~8 壮。

单个穴位艾灸 3~5 分钟；

每次选择 3 个穴位；

每天艾灸 1 次；

每个疗程时间 3 天。

不适症状

出现灸疱。

如果只是小水疱，一般可以不用理会，只要不擦破，任其自然吸收；

如果水疱较大，则可用消毒针刺破，再涂上甲紫即可。

快速取穴

脾俞穴：肚脐水平线与脊柱相交椎体处，往上推 3 个椎体，正中线旁开 2 横指处。

胃俞穴：肚脐水平线与脊柱相交椎体处，往上推 2 个椎体，正中线旁开 2 横指处。

合谷穴：右手拇指、食指张开呈 90°，左手拇指指间关节横纹压在右手虎口上，指尖点到处。

中脘穴：在上腹部，正中线上，肚脐往上 5 横指处即是。

天枢穴：仰卧，肚脐旁开 3 横指，按压有酸胀感处即是。

关元穴：在下腹部，正中线上，肚脐中央向下 4 横指处即是。

小儿厌食的艾灸方法

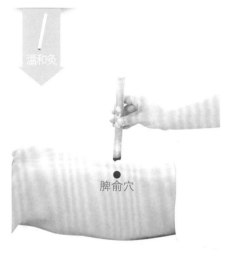

温和灸

1.

脾俞穴：温和灸脾俞穴，每次 3~5
分钟。

温和灸

2.

胃俞穴：温和灸胃俞穴，每次 3~5
分钟。

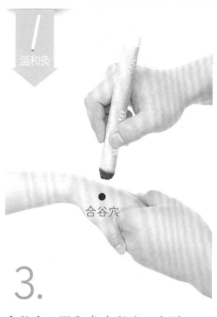

温和灸

3.

合谷穴：温和灸合谷穴，每次 3~5
分钟。

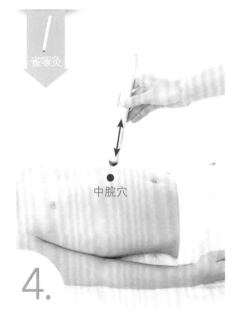

雀啄灸

4.

中脘穴：雀啄灸中脘穴，每次 3~5
分钟。

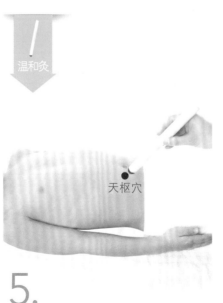

温和灸

5.

天枢穴：温和灸天枢穴，每次 3~5
分钟。

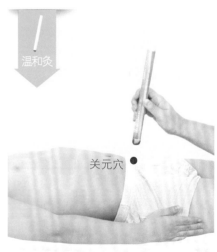

温和灸

6.

关元穴：温和灸关元穴，每次 3~5
分钟。（本图仅示意，灸时不隔衣）

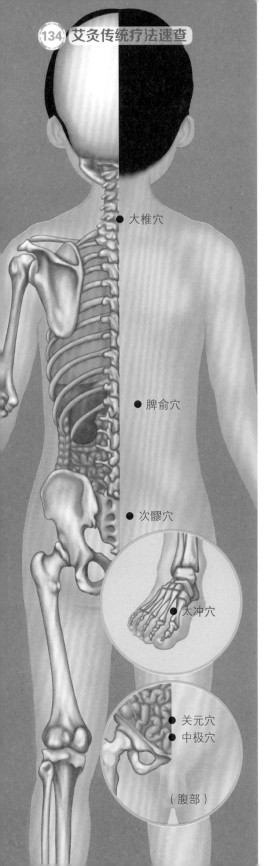

小儿遗尿
不要过分责骂

　　3岁以上儿童在熟睡时不由自主地将尿液排出。轻者数夜一次，重者每夜一次甚至数次。

关于小儿遗尿，艾灸前需要知道的事

艾灸前准备和疗法

艾条 1~8 条。

单个穴位艾灸 3~5 分钟；

每次选择 3 个穴位；

每天艾灸 1 次；

每个疗程时间 3 天。

不适症状

出现灸疱。

如果只是小水疱，一般可以不用理会，只要不擦破，任其自然吸收；如果水疱较大，则可用消毒针刺破，再涂上甲紫即可。

快速取穴

脾俞穴：肚脐水平线与脊柱相交椎体处，往上推 3 个椎体，正中线旁开 2 横指处。

太冲穴：足背，沿第 1、2 趾间横纹向足背上推，可感有一凹陷处即是。

大椎穴：低头，颈背交界椎骨高突处椎体，下缘凹陷处即是。

次髎穴：四指分别按于骶骨第 1 至第 4 骶椎棘突上，向外移 1 横指，此时中指所指的位置即为次髎穴。

中极穴：在下腹部正中线上，肚脐中央向下 6 横指处即是。

关元穴：在下腹部，正中线上，肚脐中央向下 4 横指处即是。

小儿遗尿的艾灸方法

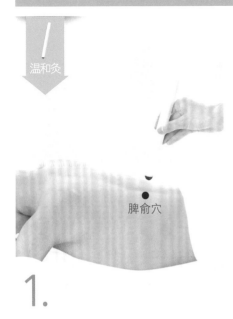

1.

脾俞穴： 温和灸脾俞穴，每次 3~5 分钟。

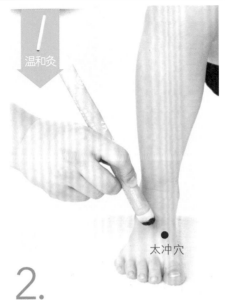

2.

太冲穴： 温和灸太冲穴，每次 3~5 分钟。

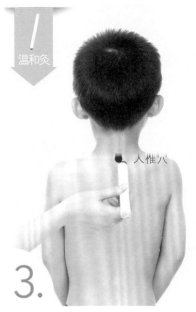

3.

大椎穴： 温和灸大椎穴，每次 3~5 分钟。

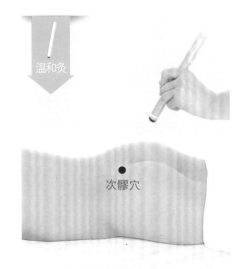

4.

次髎穴： 温和灸次髎穴，每次 3~5 分钟。

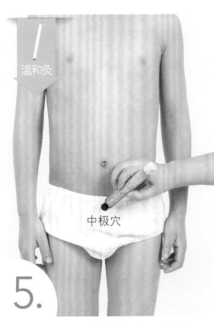

5.

中极穴： 温和灸中极穴，每次 3~5 分钟。（本图仅示意，灸时不隔衣）

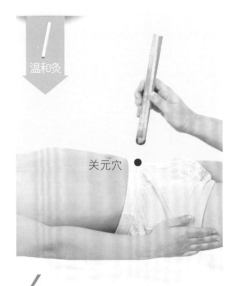

6.

关元穴： 温和灸关元穴，每次 3~5 分钟。（本图仅示意，灸时不隔衣）

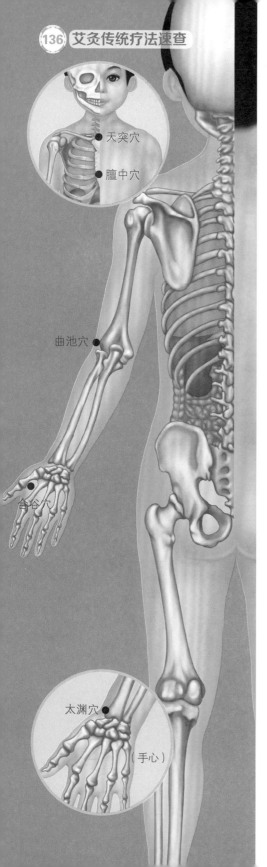

小儿咳嗽
及时就医多喝水

小儿咳嗽是小儿常见的一个症状，多由外感风寒所致。有时会伴有咳痰、发热、气喘等。

关于小儿咳嗽，艾灸前需要知道的事

艾灸前准备和疗法

艾条 1~8 条。

单个穴位艾灸 3~5 分钟；

每次选择 3 个穴位；

每天艾灸 1 次；

每个疗程时间 3 天。

不适症状

出现灸疱。

如果只是小水疱，可以不用理会，只要不擦破，任其自然吸收；如果水疱较大，则可用消毒针刺破，再涂上甲紫即可。

快速取穴

天突穴：	仰卧，由喉结直下可摸到一凹窝，中央处即是。
膻中穴：	仰卧位，两乳头连线中点，前正中线上。
太渊穴：	掌心向上，腕横纹外侧摸到桡动脉，其外侧即是。
曲池穴：	先找到尺泽穴和肱骨外上髁，其连线中点处即是。
合谷穴：	拇指、食指张开呈 90°，以另一只手拇指指间关节横纹压在右手虎口上，指尖点到处。

小儿咳嗽的艾灸方法

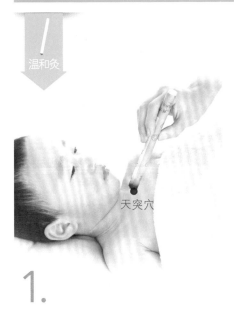

温和灸

1.

天突穴: 温和灸天突穴,每次 3~5 分钟。

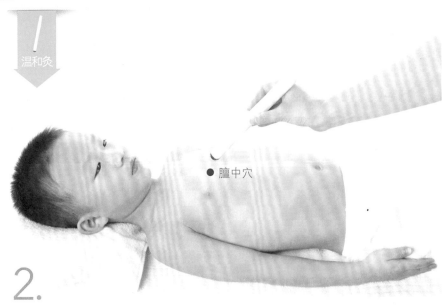

温和灸

2.

膻中穴: 温和灸膻中穴,每次 3~5 分钟。

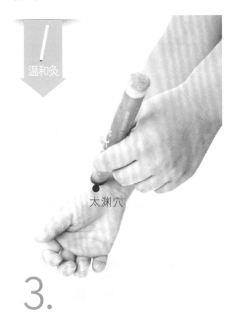

温和灸

3.

太渊穴: 温和灸太渊穴,每次 3~5 分钟。

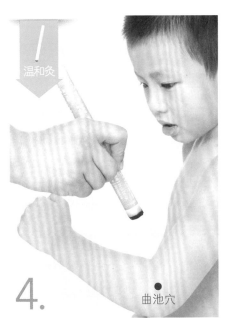

温和灸

4.

曲池穴: 温和灸曲池穴,每次 3~5 分钟。

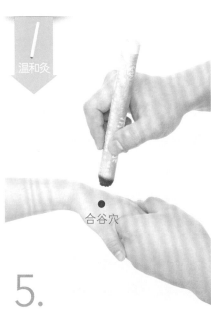

温和灸

5.

合谷穴: 温和灸合谷穴,每次 3~5 分钟。

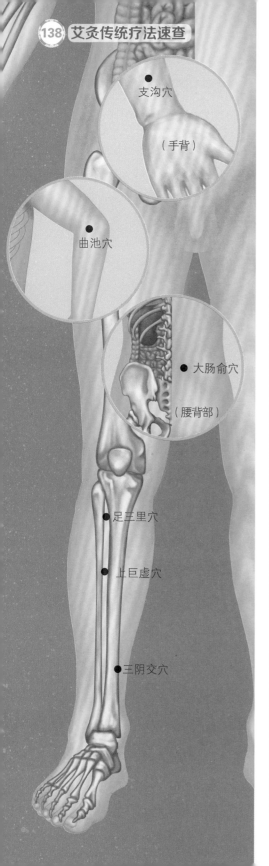

支沟穴

（手背）

曲池穴

大肠俞穴

（腰背部）

足三里穴

上巨虚穴

三阴交穴

小儿便秘
改善饮食结构

大便干硬、排便哭闹、排便周期延长、粪便污染内裤，小儿可感面赤身热、腹部胀痛，一般进食减少，形瘦无力。

关于小儿便秘，艾灸前需要知道的事

艾灸前准备和疗法

艾条 1~8 条。

单个穴位艾灸 3~5 分钟；

每次选择 3 个穴位；

每天艾灸 1 次；

每个疗程时间 3 天。

不适症状

大便干燥，排便不畅。

大便干燥可能是由于艾灸的过程中没有及时地补充水分，造成水液被吸收，而致便干难解。

排便不畅可能是由于摄入的食物中膳食纤维过少，可以适量补充新鲜的水果和蔬菜。

快速取穴

曲池穴：先找到尺泽穴和肱骨外上髁，其连线中点处即是。

支沟穴：抬臂俯掌，掌腕背横纹中点直上 4 横指，前臂两骨之间的凹陷处。

大肠俞穴：两侧髂嵴高点连线与脊柱交点，旁开 2 横指处即是。

上巨虚穴：先找到足三里穴，向下量 4 横指，凹陷处即是。

三阴交穴：正坐或仰卧，胫骨内侧面后缘，内踝尖直上 4 横指。

足三里穴：站位弯腰，同侧手虎口围住髌骨上外缘，余四指向下，中指指尖处。

小儿便秘的艾灸方法

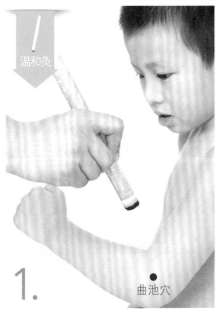

1.

曲池穴：温和灸曲池穴，每次 3~5 分钟。

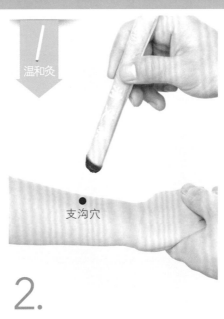

2.

支沟穴：温和灸支沟穴，每次 3~5 分钟。

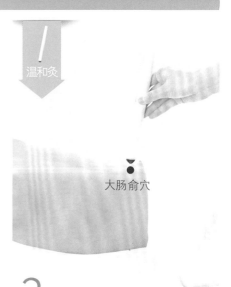

3.

大肠俞穴：温和灸大肠俞穴，每次 3~5 分钟。

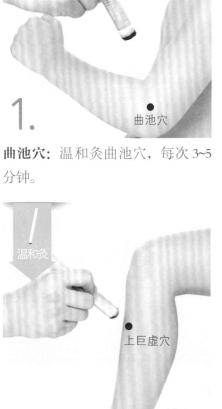

4.

上巨虚穴：温和灸上巨虚穴，每次 3~5 分钟。

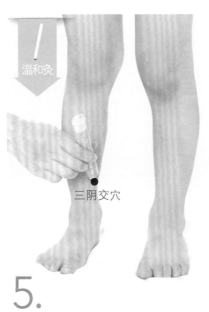

5.

三阴交穴：温和灸三阴交穴，每次 3~5 分钟。

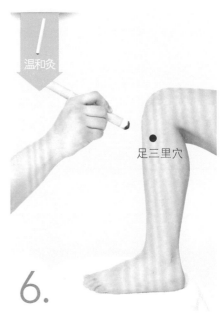

6.

足三里穴：温和灸足三里穴，每次 3~5 分钟。

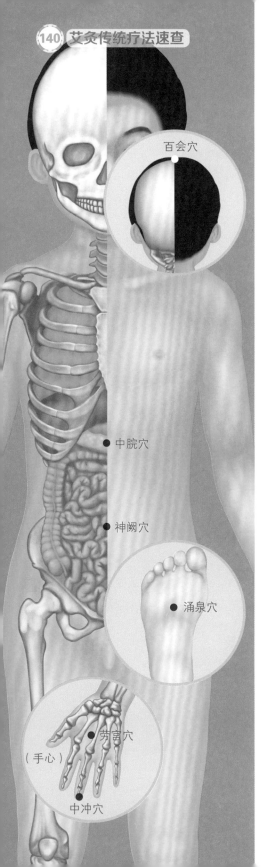

小儿夜啼
及早查明病因

　　小儿白天正常，一到晚上便烦躁不安，啼哭不止，甚至通宵达旦，但哭后仍能入睡。常伴有腹痛、呕吐等症状。

关于小儿夜啼，艾灸前需要知道的事

艾灸前准备和疗法

艾条 1~8 条。
单个穴位艾灸 3~5 分钟；
每次选择 3 个穴位；
每天艾灸 1 次；
每个疗程时间 3 天。

不适症状

腹痛、呕吐等现象。家长一定要防止外界对小儿过激的刺激，要注意防寒保暖，也要注意勿使衣被过热。母乳喂养的妈妈要勿食辛辣、寒凉刺激性食物。

快速取穴

百会穴：正坐，两耳尖与头正中线相交处，按压有凹陷即是。
中脘穴：在上腹部，正中线上，肚脐往上 5 横指处即是。
神阙穴：在下腹部，肚脐中央即是。
劳宫穴：握拳屈指，中指尖所指掌心处，按压有酸痛感处即是。
中冲穴：俯掌，在中指尖端的中央取穴。
涌泉穴：蜷足，足底前 1/3 处可见有一凹陷处，按压有酸痛感处即是。

小儿夜啼的艾灸方法

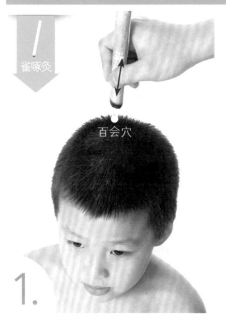

雀啄灸

百会穴

1.

百会穴：雀啄灸百会穴，每次 3~5 分钟。

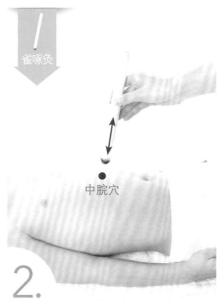

雀啄灸

中脘穴

2.

中脘穴：雀啄灸中脘穴，每次 3~5 分钟。

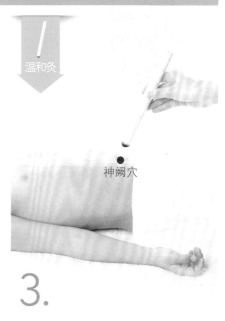

温和灸

神阙穴

3.

神阙穴：温和灸神阙穴，每次 3~5 分钟。

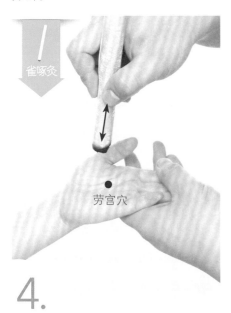

雀啄灸

劳宫穴

4.

劳宫穴：雀啄灸劳宫穴，每次 3~5 分钟。

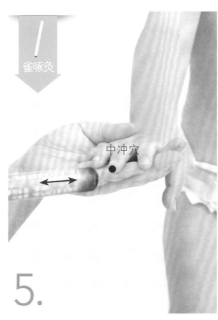

雀啄灸

中冲穴

5.

中冲穴：雀啄灸中冲穴，每次 3~5 分钟。

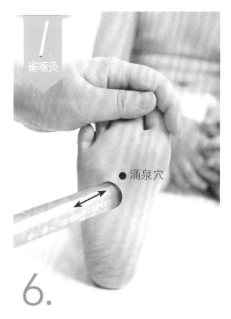

雀啄灸

涌泉穴

6.

涌泉穴：雀啄灸涌泉穴，每次 3~5 分钟。

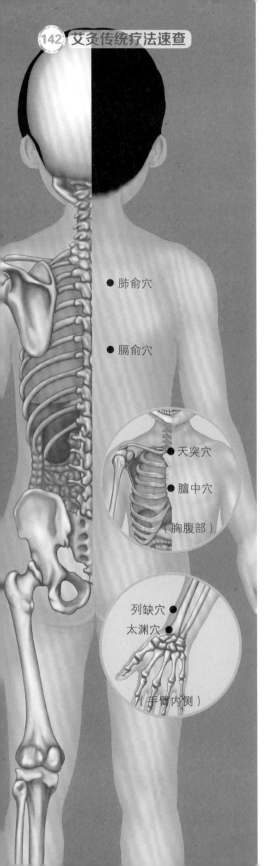

- 肺俞穴
- 膈俞穴

- 天突穴
- 膻中穴

（胸腹部）

- 列缺穴
- 太渊穴

（手臂内侧）

小儿哮喘
避免接触过敏原

发病之初可感眼痒、鼻痒、咽痒，并伴有打喷嚏、流清涕、干咳、呛咳等，发作时呼吸频度加快、呼吸困难，可表现为张口呼吸、鼻翼翕动。

关于小儿哮喘，艾灸前需要知道的事

艾灸前准备和疗法

艾条 1~8 条。

单个穴位艾灸 3~5 分钟；

每次选择 3 个穴位；

每天艾灸 1 次；

每个疗程时间 3 天。

不适症状

咳嗽加重、流眼泪。

可能是艾条质量不佳，烟火刺激到了呼吸道和眼睛，可选用质量好的艾条或无烟艾条。还要注意饮食上尽量避免容易引起过敏反应的食物。

快速取穴

天突穴：仰卧，由喉结直下可摸到一凹窝，中央处即是。

膻中穴：仰卧位，两乳头连线中点，前正中线上。

列缺穴：两手虎口相交，一手食指压另一手桡骨茎突上，食指尖到达处即是。

太渊穴：掌心向上，腕横纹外侧摸到桡动脉，其外侧即是。

肺俞穴：低头屈颈，颈背交界处椎骨高突向下推 3 个椎体，下缘旁开 2 横指处。

膈俞穴：肩胛骨下角水平连线与脊柱相交椎体处，正中线旁开 2 横指处。

小儿哮喘的艾灸方法

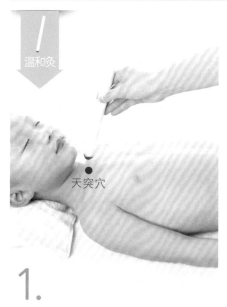

温和灸

1.

天突穴： 温和灸天突穴，每次 3~5 分钟。

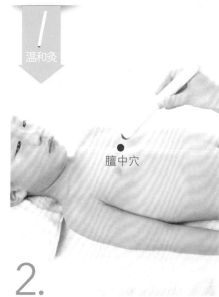

温和灸

2.

膻中穴： 温和灸膻中穴，每次 3~5 分钟。

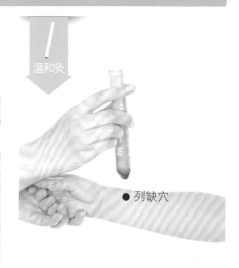

温和灸

3.

列缺穴： 温和灸列缺穴，每次 3~5 分钟。

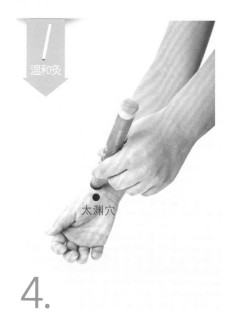

温和灸

4.

太渊穴： 温和灸太渊穴，每次 3~5 分钟。

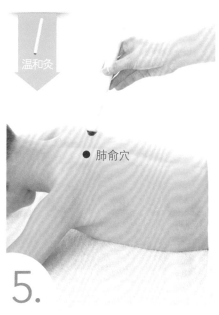

温和灸

5.

肺俞穴： 温和灸肺俞穴，每次 3~5 分钟。

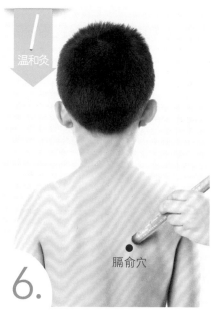

温和灸

6.

膈俞穴： 温和灸膈俞穴，每次 3~5 分钟。

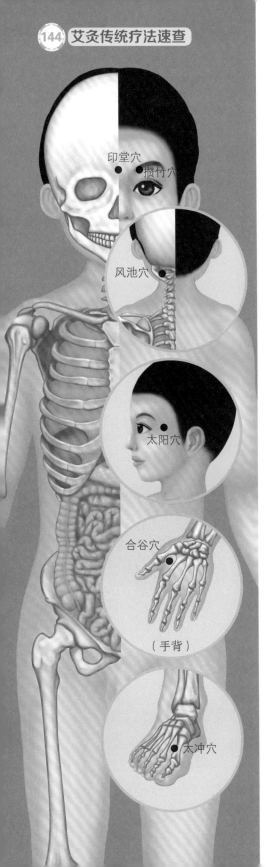

印堂穴
攒竹穴
风池穴
太阳穴
合谷穴
（手背）
太冲穴

儿童假性近视
不要过度用眼

　　假性近视一般是由于长时间近距离阅读或写字，用眼姿势不良，光线过强、过弱等使眼睛睫状肌常常处于紧张、疲劳状态，造成视力减退。经适当休息，视力就可恢复。

关于儿童假性近视，艾灸前需要知道的事

艾灸前准备和疗法

艾条 1~8 条。

单个穴位艾灸 3~5 分钟；

每次选择 3 个穴位；

每天艾灸 1 次；

每个疗程时间 3 天。

不适症状

流泪、眼花。

可能是由于使用的艾条烟较大或姿势不对，艾灸的时候造成眼睛被熏着，应激性的流泪。可以换成无烟艾条或者改成平躺的姿势。

快速取穴

印堂穴：	两眉毛内侧端连线中点处即是。
攒竹穴：	皱眉，眉毛内侧端有一隆起处即是。
太阳穴：	眉梢与目外眦连线中点向后 1 横指，触及一凹陷处即是。
风池穴：	正坐，后头骨下两条大筋外缘陷窝中，与耳垂齐平处即是。
太冲穴：	足背，沿第 1、2 趾间横纹向足背上推，可感有一凹陷处即是。
合谷穴：	右手拇指、食指张开呈 90°，左手拇指指间关节横纹压在右手虎口上，指尖点到处。

儿童假性近视的艾灸方法

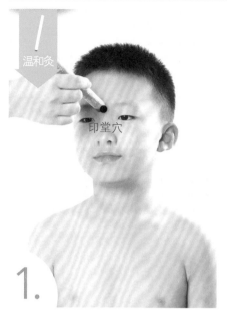

1.

印堂穴：温和灸印堂穴，每次 3~5 分钟。

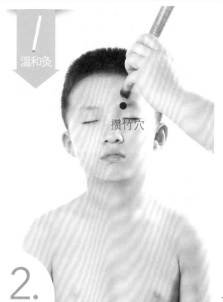

2.

攒竹穴：温和灸攒竹穴，每次 3~5 分钟。

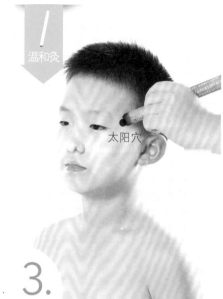

3.

太阳穴：温和灸太阳穴，每次 3~5 分钟。

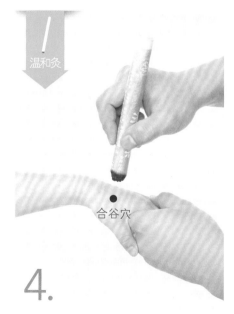

4.

合谷穴：温和灸合谷穴，每次 3~5 分钟。

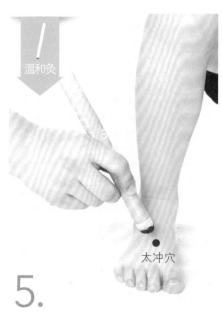

5.

太冲穴：温和灸太冲穴，每次 3~5 分钟。

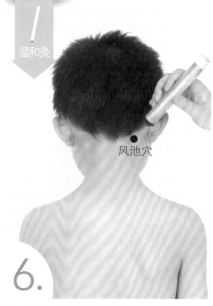

6.

风池穴：温和灸风池穴，每次 3~5 分钟。

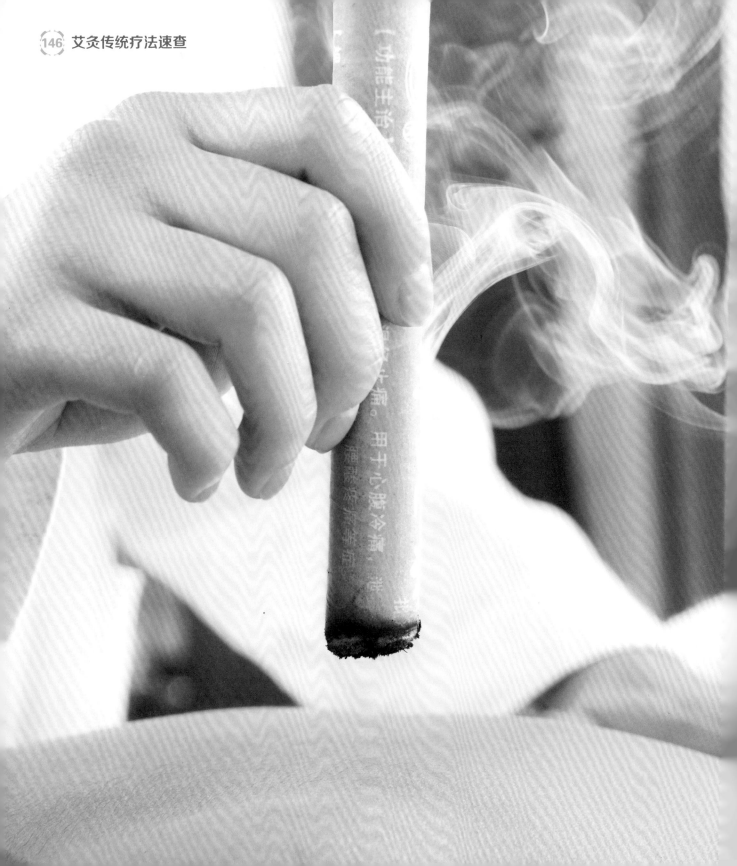

第八章

四季艾灸，灸出全家健康

　　古老的艾灸疗法，是中国传统医学中的一颗明珠，一直在为人类的繁衍生息做出巨大的贡献。它简单易学、疗效显著、安全可靠，深受老百姓的喜爱。按照季节进行艾灸养生，是非常有效的一种古法艾灸。

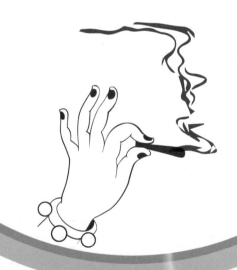

春季艾灸，防风守四关

在中医范畴内，春季属风、主木，万物升发、风起云涌，特别是在冬寒未尽、春暖初萌之时，气候常常因冷热气团来回交织，时冷时热，很容易造成体温调节机制紊乱、免疫功能下降，从而诱发各种传染病，以及呼吸系统、消化系统、精神心理异常等疾病。因而春季养生保健，特别重视协调好人与自然环境，人体内部各个脏器、气血阴阳之间的平衡，预防疾病的发生。

此时，选择人体中的"四关"施灸，可以固守关防、御敌于外。实际上所谓的"四关"，并非是一个穴位的具体名称，而是由两手背的合谷穴、两足背的太冲穴所形成的一种穴位配伍组合。因为人体中"合谷""太冲"两穴，分别分布于手背和足背，就如同四个严密固守的关口，时刻捍卫着人体的健康与安全，所以古人非常形象地将其称为"四关"。

合谷穴

合谷穴内通于胃，属于手阳明大肠经的穴道，是一个重要且相当好用的穴位，之所以叫"合谷"，跟它的位置有很大关系。合谷穴位于拇指与食指之间的虎口，从外形来看，两个手指类似两座山，中间的虎口犹如一个山谷，故得名。合谷作为手阳明经的"原穴"（脏腑的元气经过和停留的部位），是大肠经气聚居之地。

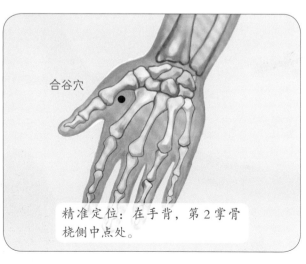

精准定位：在手背，第2掌骨桡侧中点处。

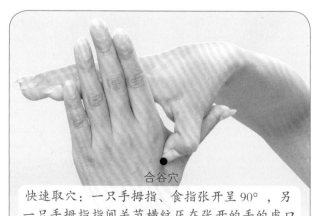

快速取穴：一只手拇指、食指张开呈90°，另一只手拇指指间关节横纹压在张开的手的虎口上，指尖点到处即是。

肺主外表，面部的各种状况均与肺的病变有一定关系，而大肠与肺又互为表里，所以灸疗合谷穴不仅能够疏解肺气，而且能够治疗胃肠的不适。除此之外，中医理论中还有"头面合谷收"的说法，意思就是但凡头面部的不适与疾病，都可取合谷穴而解，点燃艾灸条，以雀啄灸的方法灸疗合谷穴10分钟左右。日常生活中经常会遇到牙痛、胃痛、头疼等症状，这个时候用手指指腹用力拿捏合谷穴30~50次，可缓解疼痛。除此之外，黑眼圈、腹泻、肠胃不适等都可以按揉合谷穴，甚至鼻子过敏的人，持之以恒按压合谷穴，也会收到意想不到的效果。不过需要注意的一点是，孕妇要禁用合谷穴，否则易导致流产。

太冲穴

"太"，也就是最大的意思；"冲"，指水液的流动。太冲穴位于足背上第1、2跖骨结合部之前凹陷处，为人体足厥阴肝经上的重要穴道之一。太冲穴主要关联的脏腑为肝，是人体藏血的宝库，所以按揉、灸疗太冲穴能够疏泄肝气、顺畅血液流通。在五脏中，肝为将军之官，五行中属木，四季中属春，最易动怒，而动怒易伤肝，更累及体内脏腑。所以无论是外界风邪侵袭，还是体内阴血虚亏，都与肝息息相关。而太冲穴作为肝之"原穴"，用艾灸条回旋灸太冲穴10分钟，既可补肝血之不足，又能疏肝气之失调，平衡气血阴阳之紊乱。

感冒初期，人们会感到鼻塞、流鼻涕、头疼、咽痛、周身不适等症状，按揉太冲穴可以缓解感冒带来的头痛等不适，配合热水泡脚，甚至能够使感冒痊愈。所以将合谷穴与太冲穴，这"四关"配合应用，即可调治体内气血之病。

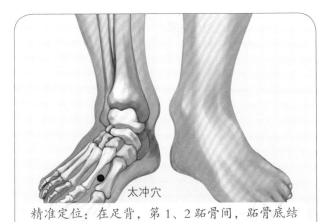

精准定位：在足背，第1、2跖骨间，跖骨底结合部前方凹陷中，或触及动脉搏动。

快速取穴：足背，沿第1、2趾间横纹向足背上推，可感有一凹陷处即是。

夏季艾灸，健脾除湿治冬病

　　每年六月以后，气温越来越高，进入了在五行中属"火"的夏季，特别是七八月份的"三伏天"，更是阳光四射、暑热逼人。根据中国传统医学"春夏养生，重在养阳"的理论，此时正是补益人体阳气的最佳时机，许多在冬季多发易发的寒证，可以利用这种季节上的温差变化"冬病夏治"。

　　中国古代先民多以农耕为作，面朝黄土背朝天，因此，中医将背部、上身归之于阳，腹部、下身归之于阴。再者，人的阳经——督脉和足太阳膀胱经，就运行于背部。故夏季养生、冬病夏治，不取背部阳经之穴，又有何经何穴能担当这一重任？

大椎穴

　　大椎穴，古人又称它为百劳穴，顾名思义，就是该穴能解身体各种劳累，一切虚损。我们的身体尤以上背部近头颈部阳气最盛，为阳中之阳，而大椎穴便是这阳中之阳的重要之穴。同时，大椎还是手足三阳经与督脉相会之处，所以艾灸大椎穴，就能够贯通手足各条阳经之气，它既可清热解毒，又能通阳活血；既可治疗热证、阳证、实证，驱邪外出，又能对付各种寒证、阴证、虚证，强壮身体。明代医学家张介宾在其著作《类经图翼》中就曾指出：艾炷灸大椎穴即可治疗瘿气（甲状腺功能亢进症）。

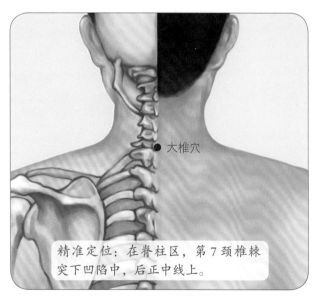

精准定位：在脊柱区，第7颈椎棘突下凹陷中，后正中线上。

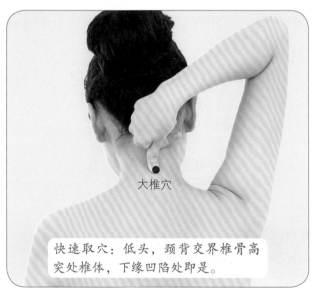

快速取穴：低头，颈背交界椎骨高突处椎体，下缘凹陷处即是。

在《千金方》中也有关于艾灸大椎的记载："眼暗，灸大椎下，数节第十当脊中，安灸二百壮，惟多为佳，至验……肺胀胁满呕吐上气等病，灸大椎并两乳上第三肋间。"讲的就是根据病症采取不同的艾灸治疗方法。一般灸疗时，将艾条点燃，高悬大椎穴 2~4 厘米处，熏灸 15~20 分钟；或者用手掌心按揉大椎穴 10~20 次，以有温热感为宜。同样能够达到缓解疲劳、治疗黄褐斑等作用。

风门穴

位于足太阳膀胱经上的风门穴，是人体抵御以风邪为首的各种病邪侵袭的一个重要屏障。此门一开，病邪长驱直入；此门紧闭，可保身体平安。魏晋时期皇甫谧在《针灸甲乙经》中就曾说过头痛、鼻塞、打喷嚏、流鼻涕等症状，风门即可解决。

在中医理论中，经常将侵袭人体、诱发疾病的外在因素分为风、寒、暑、湿、燥、火六类，称之为"六淫"，其中风邪位居首位。例如人们常见的感冒，就时常被称之为伤风。此外，风邪还非常喜欢与其他病邪结伴而来，如风寒、风热、风温、风湿即是例证。风邪侵犯人体，脏器中的肺，以及肺所主管的皮肤往往首当其冲，所以在现代疾病谱中，各种过敏性疾病日益增多。例如急、慢性湿疹，支气管哮喘，过敏性鼻炎，皮肤瘙痒等，而中医以为这些都是风邪所致，所以艾条温和灸风门穴，不仅可疏风解表、宣肺透邪、抗敏止痒，还能抵挡外邪，增强和调节人体免疫功能，预防疾病的发生。

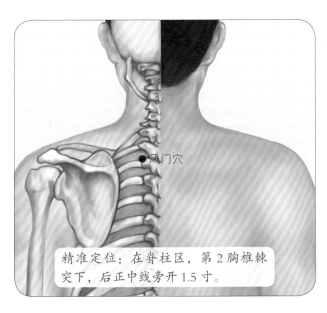

精准定位：在脊柱区，第 2 胸椎棘突下，后正中线旁开 1.5 寸。

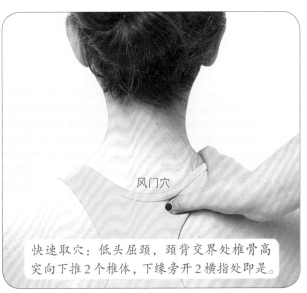

快速取穴：低头屈颈，颈背交界处椎骨高突向下推 2 个椎体，下缘旁开 2 横指处即是。

秋季艾灸，防凉健脾胃

秋季处在夏火冬水之间，人与自然阴阳转换之时，故二十四节气中有"秋分"一气，寓意天地之中阴阳各半、夏冬之分。因此，随着夏去秋来、酷暑渐去，人体养生保健的重点，也必须按照"天人相应"的原则，由养阳向养阴过渡，并为以后的冬令进补做好准备。但五行中秋季属金，气候干燥、水分缺乏、最易伤肺，是呼吸道等系统疾病的多发季节，所以此时既不可贸然进补，又要预防各种疾病的发生，关键是要调益肺气，提高和强化整个人体的免疫代谢功能。根据五行中"实者泻其子，虚者补其母"的理论，生金须培土，补肺须健脾，通过增强人的饮食、消化与吸收功能，尽可能多地为机体摄取所需要的各种营养物质，一方面弥补因夏季高温新陈代谢剧烈所造成的营养损耗和缺失，另一方面又为严寒主藏的冬季储存好丰富的能量。

足三里穴

若要选经络穴位，而健运脾胃，首穴非足三里不可。它能补能泻、可寒可热，不仅能够疏经通络、消积化滞、祛风除湿、瘦身减肥，而且可以健脾和胃、益气生血、防病保健、强壮身体。上至头面、呼吸道疾病，中到脾胃、消化功能紊乱，下至膀胱子宫的尿路感染、月经不调，都能调节。故足三里

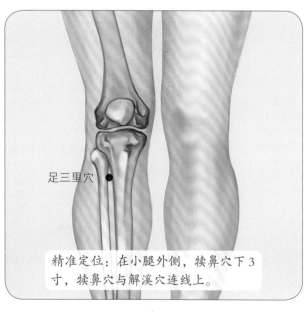

精准定位：在小腿外侧，犊鼻穴下3寸，犊鼻穴与解溪穴连线上。

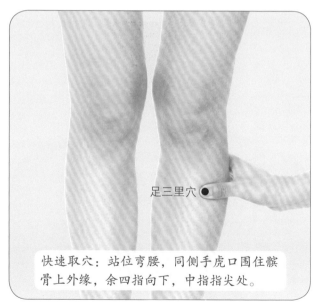

快速取穴：站位弯腰，同侧手虎口围住髌骨上外缘，余四指向下，中指指尖处。

穴是人体诸多经穴中最具有养生保健价值的穴位之一，被誉为养生保健"第一要穴""长寿穴"。连日本的谚语中都有"不与不灸三里者同行"。若能经常温灸足三里穴，采取回旋灸，每次15~20分钟，可激发体内经气流动，延年益寿。可每天用食指按压足三里穴20~30次，以局部有较强的酸胀感为宜，亦可达到不错的效果。

丰隆穴

秋季养生，还可将足三里穴与丰隆穴配合施行。丰隆穴位于小腿前外侧，这个穴位比周围的感觉更敏感，所以在按摩此穴时可能会有轻微的疼痛感。丰隆在经脉中属于足阳明经的"络"穴，所谓"络"穴，就是络脉之穴，主要联系各条络脉。所以，丰隆可沟通阳明、太阴两经，手足阳明经属阳，根据走向关联到脏腑中的胃与大肠；手足太阴经属阴，根据走向关联到脏腑的肺与脾。两经互为配合，则胃、大肠、肺、脾四者相通，一荣俱荣，一损俱损。因而灸治该穴时，既能治手太阴肺经的感冒、咳嗽、咯痰、气喘、咽痛，又可疗足太阴脾经的食欲下降、营养不良、便秘、泄泻。同时，中医认为，秋季主肺、主燥、易伤津化痰，而"脾胃为生痰之源，肺为储痰之器"，故要化肺中痰液，先当运胃中水谷，而丰隆穴就具有此等功效，若要以一词来概括丰隆穴最大的特长便是"化痰"。灸疗时，可采用回旋灸或者雀啄灸，每次15~20分钟。除了艾灸疗法之外，还可以用食指指尖点按丰隆穴30~50次，同样能够达到化痰、止咳、平喘的作用。

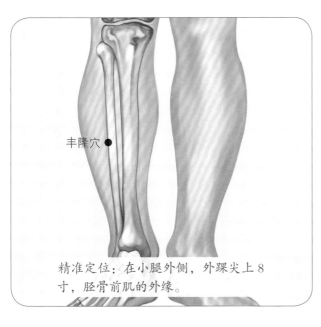

精准定位：在小腿外侧，外踝尖上8寸，胫骨前肌的外缘。

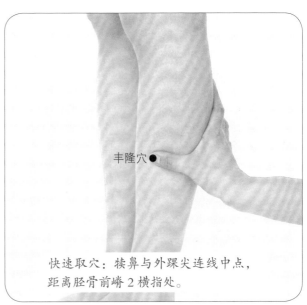

快速取穴：犊鼻与外踝尖连线中点，距离胫骨前嵴2横指处。

冬季艾灸，温阳驱寒

在中国传统医学理论中，冬季属阴，五行为水，主收藏，是一年中阴气弥漫、阳气微弱的时候，此时人与自然界均处在收敛封闭、潜藏休养的状态，所以，冬季也就成了人们适宜进补的时期。按照中国人的习惯，自每年的冬至（12月22日或23日）起，到来年的立春（2月4日或5日）或春分（3月22日），都会服用一些补品。其实，艾灸也可以进补，而且是一种非常好的进补方法。

中医所说的进补无非就是两件事：补先天之精、益后天之气。然先天之精，由禀赋而定，也就是天生的；后天之气，为水谷所化，说得直白一点就是说人的生活规律，饮食作息。因此人生最重要的还是要强壮后天脾胃之气，就如宋人张来所讲"大抵养生求安乐，亦无深远难知之事，不过寝食之间耳"。寝指的是睡眠休息，食指的是饮食营养，其中饮食营养，又与人的脾胃功能关系最为密切。所以，冬令进补，除了补肾以外就是运脾胃、生气血。

中脘穴

中脘，又名太仓，是胃之"募"穴。古时"募"与"幕"字相通，是募结的意思，故经络学说中的"募"穴，是指经气结聚的地方。因而，中脘穴最能反映胃的运化功能。若胃的受纳一旦出现障碍，就会影响人的消化、吸收、代谢功能，导致机体营养不良以及各项生理机能减弱，故中医有"得胃气者生，失胃气者死"

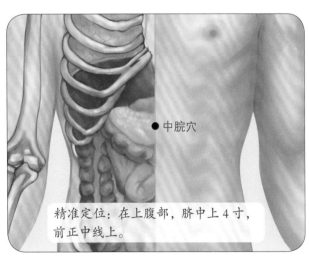

精准定位：在上腹部，脐中上4寸，前正中线上。

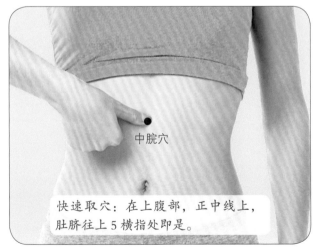

快速取穴：在上腹部，正中线上，肚脐往上5横指处即是。

的说法。而灸疗中脘之穴，一般回旋灸 15~20 分钟，即能调胃和中，补虚益气，健脾化湿，改善消化功能，促进各种营养物质的吸收与代谢。不仅在宋人王执中的著作里提到霍乱腹泻、消化不良可艾灸中脘穴，在孙思邈的《千金翼方》中也有"霍乱长鸣、腹痛胀满则艾灸中脘穴"的记录。平时可以用食指指腹揉按中脘穴 30~50 次，也可达到不错的效果。

气海穴

凡天地之中江河湖水最后汇聚之处，才能称之为海；人身之中，诸气诸血相聚部位，方有资格被誉为"气海"或"血海"。"气海"穴，乃生气之海，大气所归，是肾气、精元之气汇集的地方。肾中之气乃人之元气，来自于父母的遗传，又经过脾胃后天的滋养，所以存储于此，肾气在经络中运行，前走任脉从而生其阴，后走督脉才能壮其阳。所以艾灸此穴，能够滋阴壮阳、健脾益肾，让气血生生不息。所以《铜人腧穴针灸图经》记载："气海者，是男子生气之海也。"另外，中医认为，有形之血难以速生，无形之气可以急补，所以人之虚损，补气为先；补气之穴，气海为先。《内经》认为"正气存内、邪不可干""邪之所凑，其气必虚"，正是因为邪湿是万病之源，体内气血充盈，才能抗邪抵湿，所以气海穴对湿邪为患、气机不畅所导致的疾病有疗效。临床上，温和灸气海穴 15 分钟左右，每天 1 次，对内科疾病，男科、妇科等常见病症效果显著。如果再以拇指按揉气海穴 50~100 次，则效果更好。

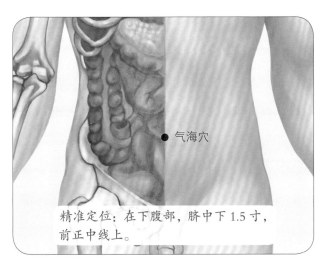

精准定位：在下腹部，脐中下 1.5 寸，前正中线上。

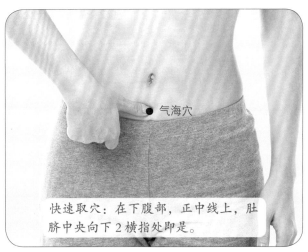

快速取穴：在下腹部，正中线上，肚脐中央向下 2 横指处即是。

三伏灸和三九灸，灸出健康身体

不少人都知道"冬病夏治"，积极响应"三伏灸"，每年的三伏天，许多医院的中医科、针灸科里常常是门庭若市。而人们对冬季的"三九灸"则知之甚少，这时候往往吃补膏、喝补酒、食补的人很多，却忘了还有一种最适合冬季使用的进补方式——艾灸。

因为人体与自然界中的阳气（温暖升发之气）一致，都生于春，旺于夏，收于秋，藏于冬，"三九"严寒，正巧是大自然阳气最弱、阴气最盛的时候，此时施用灸法，正可以利用冬季万物生机潜伏于内、闭藏不泄的生理特点，益气壮阳、祛阴散寒、滋补强身。同样，"三伏"暑热，正巧是大自然阳气最强、阴气最弱的时候，人的皮肤毛孔张开、体内新陈代谢比较旺盛，此时使用艾灸疗法，既有利于药物的快速渗透与进入，又可借助炎热的气候环境，驱除体内的阴寒之气。正是源于以上两点，才有中医提出的著名理论——"冬病夏治，夏病冬防"。

"三伏灸"和"三九灸"简单来说就是在一年中特定的日期进行的一种艾灸疗法，或者也可将有刺激性的药物敷贴在人体的穴位上，不同于艾条和艾炷灸，这种方法不用火，又名冷灸，但效果是一样的。如果不想去医院，也可在家艾灸，一般选用艾条温和灸。三伏指的是一年当中最热的时候，也就是头伏、中伏和末伏；三九则是一年当中最冷的时候，就是农历中一九、二九、三九。"三伏灸"和"三九灸"在我国古代就已经相当流行了，体现了古人一直倡导的天人合一的自然疗法，但是并不是所有的病症都适合在三伏天灸疗，一定要根据医生的诊断。还有不少人认为，"三伏灸"的时间越长效果越好，其实不然，灸疗的时间一般根据患者的性别和体质而定。

在三伏天或者三九天艾灸的时候，要注意午时前后是最佳治疗时间，但是因为大部分医院中午都休息，所以选择上午 10~11 点的时候最佳。

此外，在进行"三伏灸"或"三九灸"时，还必须注意忌口，如治疗期间，不宜大量进食海鲜、鸭肉、鹅肉、苦瓜、西瓜等过于寒凉的食物，容易引起过敏或者减弱治疗的效果。

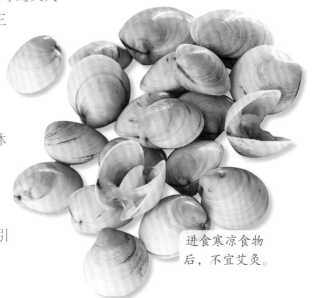

进食寒凉食物后，不宜艾灸。

具体的针对病症及敷贴穴位详见下表。

	三伏灸	三九灸
敷贴时间	头伏前三天； 中伏前三天； 末伏前三天	一九前三天； 二九前三天； 三九前三天
当天最佳时间	中午 12 点最佳； 上午 10~11 点次之	中午 12 点最佳； 上午 10~11 点次之
贴穴时间	成年人 2~4 个小时； 儿童 1~2 个小时	成年人 2~3 个小时； 儿童 0.5~1 个小时
敷贴穴位	大椎、膏肓、肺俞、天突、膻中等穴	大椎、风门、命门、肺俞、心俞、中脘、神阙、气海、足三里、三阴交、涌泉等穴
主治病症	支气管哮喘、慢性支气管炎、过敏性鼻炎、慢性咳嗽、慢性胃肠炎、消化不良、溃疡病、慢性腹泻、风湿与类风湿性关节炎、强直性脊柱炎、骨质增生、颈肩腰腿痛等冬季或寒冷时较易发作的疾病	身体疲乏、众多慢性疾病、关节退行性病变、胃肠道疾病、面瘫等冬季高发性疾病
禁忌人群	孕妇、心脏病患者、阴虚火旺体质者、皮肤严重过敏者	孕妇、心脏病患者，瘢痕体质、肺结核、支气管扩张等病症的患者
正常反应	局部皮肤微红或者有色素沉着、轻度瘙痒等不影响疗效的反应均为正常反应	局部皮肤产生红晕或者因贴药时间过长而导致的水疱属于正常现象
不适反应	局部皮肤出现刺痒、疼痛、灼热或者出现红肿、水疱现象的应咨询医生	局部皮肤疼痛难忍或者产生过敏现象应咨询医生
艾灸时间	成年人 30~45 分钟； 儿童 15~20 分钟	成年人 30~60 分钟； 儿童 20~30 分钟

图书在版编目（CIP）数据

艾灸传统疗法速查 / 刘乃刚 , 刘福水主编 . -- 南京 : 江苏凤凰科学
技术出版社 , 2019.1
（汉竹 • 健康爱家系列）
ISBN 978-7-5537-9619-2

Ⅰ . ①艾… Ⅱ . ①刘… ②刘… Ⅲ . ①艾灸 Ⅳ . ① R245.81

中国版本图书馆 CIP 数据核字 (2018) 第 202121 号

中国健康生活图书实力品牌

艾灸传统疗法速查

主　　　编	刘乃刚　刘福水
编　　　著	汉　竹
责 任 编 辑	刘玉锋　赵　研
特 邀 编 辑	张　瑜　杨晓晔　仇　双　蒋静丽
责 任 校 对	郝慧华
责 任 监 制	曹叶平　方　晨

出 版 发 行	江苏凤凰科学技术出版社
出版社地址	南京市湖南路 1 号 A 楼，邮编：210009
出版社网址	http://www.pspress.cn
印　　　刷	南京精艺印刷有限公司

开　　　本	715 mm × 868 mm　1/12
印　　　张	14
字　　　数	200 000
版　　　次	2019 年 1 月第 1 版
印　　　次	2019 年 1 月第 1 次印刷

标 准 书 号	ISBN 978-7-5537-9619-2
定　　　价	45.00 元

图书如有印装质量问题，可向我社出版科调换。